Wataru Ohashi gründete 1974 das Shiatsu Education Center in New York und seit den 70er Jahren eine Reihe von Shiatsu-Ausbildungszentren im deutschen Sprachraum. Er ist Autor mehrerer Bücher über Heilmassage und Co-Autor von *Das große Buch der Heilung durch Shiatsu*.

Mary Hoover, Chefredakteurin des amerikanischen *Parents Magazine,* ist die Autorin von *The Responsive Parent* und einer Serie von Büchern über die Entwicklung des Kindes. Sie schreibt seit 25 Jahren für amerikanische Zeitungen (u. a. die *New York Times)* über Kinderpflege.

Von Wataru Ohashi ist außerdem erschienen:

»Entspannt Mutter werden« (Band 6004)

Vollständige Taschenbuchausgabe Dezember 1991
Droemersche Verlagsanstalt Th. Knaur Nachf., München
Lizenzausgabe mit freundlicher Genehmigung des Scherz Verlag, Bern
und München
Titel des Originals: »Touch for Love. Shiatsu for Your Baby«
Copyright © 1985 by Wataru Ohashi and Mary Hoover
Einzig berechtigte Übersetzung aus dem Amerikanischen von Joachim
Vieregge
Gesamtdeutsche Rechte beim Scherz Verlag, Bern und München
Umschlaggestaltung Adolf Bachmann
Umschlagfoto Siegfried Kerscher/Silvestris
Druck und Bindung Ebner Ulm
Printed in Germany 5 4 3 2 1
ISBN 3-426-06020-5

Wataru Ohashi / Mary Hoover:
Die sanfte Baby-Massage

Aus dem Amerikanischen von Joachim Vieregge

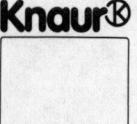

Wataru Ohashi/Mary Hoover
Die sanfte Baby-Massage

Knaur

Inhalt

1 Warum Sie Ihr Kind massieren sollten

Als Vater weiß ich, was für gewaltige emotionale und körperliche Anforderungen ein Neugeborenes an beide Eltern stellt. Wenn ich daran denke, wie schwierig es für junge Eltern ist, Zeit für all die Dinge, die getan werden müssen, zu finden – warum dann noch das Baby massieren?

Weil es Spaß macht

Der einfachste Grund ist der Spaß, den Sie beide dabei haben. Wenn Sie das einmal erlebt haben, brauchen Sie keine weiteren Begründungen, um Ihr Kind regelmäßig zu massieren. Doch ist es gut zu wissen, daß, was Ihnen Vergnügen bereitet, in vielerlei Weise das Wohlbefinden Ihres Babys fördert. Fünf Dinge sind im wesentlichen zu nennen.

Emotionales Wohlbefinden

Während des vorgeburtlichen Lebens sind Sinnesreize hauptsächlich taktiler Art. Die amniotische Flüssigkeit und die Fruchtblase, die den Fötus umhüllen, verschaffen dem Ungeborenen praktisch ununterbrochen eine beruhigende Massage. In diesem Zusammenhang gesehen, ist es leicht zu verstehen, daß liebevolle Berührung für das emotionale Wohlbefinden des Babys sehr wichtig ist. Nicht nur besänftigt und beruhigt eine solche Berührung kleine und große Kinder emotional, sie kann auch für das Überleben in den ersten Monaten nach der Geburt entscheidend sein. Studien über Heimkinder haben gezeigt, daß Babys – selbst wenn für ihre rein körperlichen Bedürfnisse korrekt gesorgt wird – in ihrem Wachstum zurückbleiben, wenn ihre Pflegepersonen sie nicht jeden Tag eine Zeitlang liebkosen.

Bessere Gesundheit

Die Methode der in diesem Buch gezeigten Kinder-Massage beruht auf den Prinzipien der traditionellen östlichen Medizin, die im *Shiatsu* angewendet wird – das manchmal auch als Akupressur oder «Akupunktur ohne Nadeln» bezeichnet wird. Shiatsu-Massage für Säuglinge ist ein sanftes Streicheln anstatt des Drucks, der bei Erwachsenen angewendet wird; aber der theoretische Hintergrund ist derselbe. Dazu mehr im nächsten Kapitel. Hier soll gesagt sein, daß eine Shiatsu-Massage nicht nur die Hautdurchblutung fördert und den Muskeltonus steigert, sondern auch die inneren Organe anregt. Das trägt dazu bei, ihr gesundes Funktionieren zu fördern und zu erhalten. So bietet Shiatsu einen einzigartigen Weg, unwillkürliche Prozesse, wie den Blutkreislauf und die Verdauung, zu regulieren. Im Osten wird es seit Jahrtausenden zur Förderung des Allgemeinbefindens und Vorbeugung ernsthafter Erkrankungen angewendet.

Gesundes Körperwachstum

Während der Kleinkindzeit und danach verhilft Shiatsu auch zu einer guten Entwicklung aller inneren Organe und des Knochenbaus. In dieser Lebensphase, in der das Wachstum rasch voranschreitet, können sich an Skelett und Organen leicht Mißbildungen entwickeln, die aber – unter günstigen Umständen – auch leicht wieder zu berichtigen sind. Nicht nur unterstützt Shiatsu ein gesundes Körperwachstum, sondern hilft auch, jede noch so geringe Wachstumsstörung zu korrigieren. Es macht die Eltern zudem frühzeitig auf solche Störungen aufmerksam (siehe Kapitel 7).

Entwicklung der kognitiven Fähigkeiten

Regelmäßige Massage verbessert sogar die Entwicklung der Erkenntnisfähigkeit. In einem Krankenhaus in Texas, in dem zu früh geborene Kinder mit Massagen behandelt wurden, entdeckte man, daß eine Gruppe von Kindern, die während ihrer Hospitalisierung und noch vier Monate danach regelmäßig Massagen erhielten, eine bedeutend bessere neurologische Entwicklung und geistige Gesundheit aufwiesen als eine Kontrollgruppe, die nicht massiert wurde. Dieses Ergebnis, wonach eine wohltuende taktile Stimulierung den Gehirnfunktionen des Babys zugute kommt, bestätigt die traditionelle östliche Ansicht, daß das Wachstum Ihre Kindes ein Ganzes bildet: Die körperliche, emotionale und intellektuelle Entwicklung sind auf komplexe Weise miteinander verbunden. Ist ein Entwicklungsaspekt oder ein Teil des Körpers beeinträchtigt, so sind es auch alle anderen. Von daher ist der östliche Glaube an «ganzheitliche Gesundheit und Heilung» begreifbar – die Überzeugung, daß man keinen Teil des Körpers erfolgreich behandeln kann, wenn er isoliert gesehen wird, und daß der Mensch, um eine anhaltende Besserung zu erzielen, eine Veränderung als Ganzes durchmachen muß; erst dann kann er ein besseres oder harmonisches Leben insgesamt erreichen.

Enger Eltern-Kind-Kontakt

Es ist nicht überraschend, daß die oben erwähnte klinische Studie auch zu dem Ergebnis kommt, daß in der Gruppe der Frühgeburten, die Massagen bekamen, die Mutter-Kind-Beziehung erheblich verbessert wurde, was als ein gutes Zeichen für die Zukunft des Kindes betrachtet wird. In diesem Fall wurde nur den Müttern die Massage beigebracht. Ich empfehle dasselbe den Vätern. Es ist ein gutes Mittel, Ihre Fürsorge für das Baby zu fördern und die Bindung zwischen Ihnen und dem Kind zu stärken.

Eine Wohltat auch für die Eltern

Eine intensive Eltern-Kind-Beziehung ist ein Gewinn für Eltern *und* Kind. Baby-Massage lohnt in vieler Hinsicht. Schon das Wissen, gleichzeitig etwas für das Vergnügen und die Gesundheit des Babys zu tun, ist sehr beglückend. Das erfährt man, wenn man beobachtet, wie das Kind auf die Massage antwortet – mit wachen und weit geöffneten Augen, mit einem Lächeln, einem Girren, mit wonnigem Sichwinden oder mit einem träumerischen Blick äußerster Zufriedenheit. Massage hat darüber hinaus eine beruhigende Wirkung sowohl auf die Person, die massiert, wie auch auf diejenige, die sie empfängt.

Wenn Ihre Hände über die Haut des Kindes gleiten, lösen sich vorübergehend alle Probleme und Frustrationen des Alltags auf. Sie sind nur auf Ihr Kind konzentriert. Am Ende einer zehnminütigen Massage sollten Sie beide zusammen sich heiter und glücklich fühlen.

Als ich meinem Sohn in den Tagen nach der Geburt Shiatsu gab, hatte ich das wachsende Gefühl, daß er derjenige war, der am meisten gab – er gab mir seine Zuneigung, er zeigte mir, wie ich geboren und aufgezogen wurde und wie ich mit meinen Vorfahren und

10

zukünftigen Generationen verbunden bin. Ich erkannte, daß Kinder und Eltern einander im selben Maß brauchen. Durch Ihre tagtägliche Arbeit, die Ihrem Kind Schutz, Fürsorge und Liebe bringt, festigen Sie Ihre Verbundenheit mit der ganzen Menschheit. Aus diesem Grund betrachtet man in Japan ein Baby manchmal als «Türangel». Für Ihr Kind zu sorgen hilft Ihnen zu wissen, woher Sie kamen und wohin Sie gehen.

Die östliche Auffassung von Gesundheit

Ich würde gern die Einstellung von Eltern gegenüber Krankheiten und anderen körperlichen Beschwerden, die während der frühen Kindheit häufig auftreten, ändern. Im westlichen Denken hat Kranksein eine negative Bedeutung. Man betrachtet es als eine Art Mißerfolg. Diese Einstellung entstammt der westlichen Neigung, in Gegensätzen zu denken: Wenn man krank ist, ist man nicht gesund. Wenn man nicht krank ist, ist man gesund.
Im östlichen Denken wird Krankheit als Bestandteil von Gesundwerden oder Gesundbleiben aufgefaßt. Von diesem Standpunkt aus können Kinder krank werden, ohne die Gesundheit zu verlieren. Und jemand, der nie krank ist, ist nicht notwendigerweise gesund.
Im Osten diente die traditionelle Anwendung von Shiatsu dazu, gesundheitliche Probleme vorauszusehen und sie abzuwehren, bevor sie wirklich ernst werden konnten. Das 7. Kapitel dieses Buchs zeigt einige Shiatsu-Behandlungen, durch die man dem körperlichen Zustand des Kindes von Tag zu Tag auf der Spur bleiben kann. Im 9. Kapitel finden Sie einige traditionelle Shiatsu-Hilfen für typische Beschwerden von kleinen und größeren Kindern. Es sind natürliche Heilmittel, welche die Selbstheilungskräfte des Körpers anregen.

2 Shiatsu verstehen

Der Begriff *Shiatsu* besteht aus zwei japanischen Wörtern: *shi* heißt Finger, und *atsu* heißt Druck. Obwohl dieser Begriff relativ neu ist – er ist etwa hundert Jahre alt –, wird die Heilkunst selber seit Jahrtausenden im Osten praktiziert. Es handelt sich hier um ein Verfahren, bestimmte Punkte, die über den ganzen Körper verteilt sind, zu stimulieren und dadurch Gesundheit und Heilung herbeizuführen und Spannungen und Schmerzen aufzulösen. Die richtige Stimulierung geschieht durch Druck, Dehnungen und verschiedene andere Techniken. Da das Verfahren auf denselben theoretischen Konzepten wie die Akupunktur beruht, bezeichnet man es oft auch als «Akupunktur ohne Nadeln».

Der ganzheitliche Weg zu Gesundheit

Shiatsu entstammt wie alle östlichen Heilmethoden einer ganzheitlichen Auffassung von Gesundheit. Nach diesem Denken ist die Arbeit aller Körperorgane und -strukturen eng miteinander verwoben. Das Wohlbefinden jedes Körperteils beeinflußt, was in allen anderen vor sich geht, und hängt von ihnen ab. Daher wird ein gesundheitliches Problem nie isoliert behandelt. Man glaubt, daß das gesamte Erscheinungsbild eines Menschen berücksichtigt werden muß, seinen Lebensstil und seinen Gefühlszustand eingeschlossen, wenn man eine anhaltende Lösung von Problemen erzielen will. Viele verschiedene Organe und Funktionen müssen unter Umständen stimuliert werden, um ein gesünderes Gleichgewicht im ganzen Körper zu erreichen.

Soweit gesehen unterscheidet sich die westliche Medizin von diesem Ansatz nicht grundsätzlich. Im Westen werden heute viele Probleme auf ein Zusammenwirken psychischer und physischer Faktoren zurückgeführt. In wachsendem Maße richtet sich die Aufmerksamkeit auf die Rolle der Ernährung und auf körperliche Übungen, um eine Reihe von Krankheiten zu behandeln oder vorbeugend zu verhindern. Dennoch betont das ganzheitliche Denken in stärkerem Maße die wechselseitige Durchdringung aller Lebensaspekte eines Menschen.

Dieser Unterschied zeigt sich in der Tatsache, daß in der Shiatsu-Therapie öfters Körperzonen stimuliert werden, die weit entfernt von den Zonen liegen, die nach westlicher Auffassung betroffen sind. So besteht z. B. eine der in diesem Buch empfohlenen Behandlungen, um den Appetit und die Verdauung des Kindes anzuregen, darin, die Vorderseiten der Beine von den Hüften bis zum Fußgelenk abwärts zu reiben. Diese Behandlung wird verständlich, wenn Sie den Text lesen und sich die Abbildungen ansehen.

Meridiane, Tsubos und Ki-Energie

Manche fachlichen Angaben in diesem Abschnitt werden Ihnen zunächst schwierig und fremd vorkommen. Lassen Sie sich davon nicht verunsichern. Eigentlich brauchen Sie überhaupt nichts über die hier erläuterten östlichen Konzepte zu wissen, um meinem Programm der Kinder-Massage zu folgen. Die praktischen Anleitungen sind alle ganz einfach und werden in den folgenden Kapiteln in einfacher Sprache und anhand von Abbildungen, die jeden Schritt illustrieren, erklärt.

Trotzdem werde ich hier die Fachtheorie miteinbeziehen, damit Sie die Gedankenwelt hinter diesem Verfahren verstehen – damit Sie wissen, warum Sie tun, was Sie tun. Sie müssen dieses Hintergrundwissen nicht beherrschen, solange Sie das nicht wollen. Ich erwähne es hier, damit Sie gegebenenfalls darauf zurückgreifen können. Lesen Sie es einfach durch, ehe Sie zu den nächsten Kapiteln des Buches übergehen, und benutzen Sie es als Quelle, wenn es Ihnen angebracht erscheint. Sie werden überrascht sein, wie schnell und mühelos Sie den Kern der Sache erfaßt haben.

Seit frühesten Zeiten haben die Menschen im Osten die Aktivitäten des menschlichen Körpers in Begriffen von *Yin-* (passiven) und *Yang-* (aktiven) Bewegungen definiert. Nach dieser Ansicht wird der Körper von einer Lebensenergie oder *Ki-*Energie belebt, die ihn in vierzehn, untereinander verbundenen Kanälen oder Meridianen durchströmt. Diese Meridiane steuern die Körperfunktionen und verbinden die Organe miteinander. Man unterscheidet sieben Yin-Meridiane und sieben Yang-Meridiane, die zusammen sieben komplementäre Paare bilden.

Im Zusammenhang mit den folgenden Informationen ist es wichtig, daran zu erinnern, daß die Yang-Meridiane abwärts zu den Zehen verlaufen, während die Yin-Meridiane aufwärts zum Kopf und zu den Fingern laufen.

Wenn man eine Shiatsu-Massage gibt, so «schwimmt man mit dem Strom», d.h. man arbeitet an den Yang-Meridianen abwärts und an den Yin-Meridianen aufwärts. Wenn man an den Armen von jemandem arbeitet, sollte man sich deshalb immer vorstellen, daß die Arme nach oben über den Kopf ausgestreckt sind, so wie es auf den Seiten 17 und 18 gezeigt wird.

Die vierzehn Meridianlinien sind auf den Seiten 19 bis 32 benannt und dargestellt. Alle Meridiane, außer dem «Lenkergefäß»- und dem «Dienergefäß»-Meridian, befinden sich jeweils auf der rechten und der linken Körperseite. Aus Gründen der Übersichtlichkeit zeigen die Abbildungen die Meridiane auf nur einer Körperseite.

Die Namen einiger Meridiane entsprechen nicht den westlichen Organbezeichnungen und Körperfunktionen. Der «Dreifache Erwärmer» bezeichnet den Vorgang der Wärmeerzeugung und ihrer Verteilung auf die verschiedenen Körperregionen. Der «Herzbeutel»-Meridian hat mit den Kreislauffunktionen zu tun. Das «Lenker-» und das «Dienergefäß» überwachen den Energiefluß in den anderen zwölf Meridianen und halten ihn im Gleichgewicht. Zu beachten ist, daß «Milz» nicht das gleichnamige Organ meint, sondern die allgemeine Funktion von Milz und Bauchspeicheldrüse.

Entlang jeder Meridianbahn liegen viele «Druckpunkte» oder *Tsubos*, die bei der Massage von Erwachsenen individuell stark durch anhaltenden und oft tiefen Druck angeregt werden. Bei Säuglingen und kleinen Kindern genügt es aber, die Meridiane entlangzufahren, um den Tsubos die notwendige Anregung zu geben. Nur selten mache ich in diesem Buch den Vorschlag, spezielle Tsubos anzuregen, und wenn, dann nur mit einer leichten kreisenden Massage oder einer schüttelnden Bewegung. Daher zeigen die folgenden Abbildungen die Lage von nur wenigen der vielen Tsubos auf dem Körper. Sie erscheinen als Punkte auf den Meridianlinien mit den Nummern daneben. Ihre Lage wird in den Texten neben den Abbildungen näher erklärt.

Nach östlichem Verständnis fördert die richtige Stimulierung der Tsubos einen ausgeglichenen Fluß der Ki-Energie im ganzen Körper, wodurch ein gesunder Allgemeinzustand erhalten wird. Wenn der Fluß dieser Lebensenergie irgendwo im Körper behindert wird, kommt es zu Krankheiten und anderen Problemen. Heilung bedeutet, diesen Fluß durch Massage und andere Techniken wiederherzustellen.

Yin-Meridiane, von
vorne gesehen

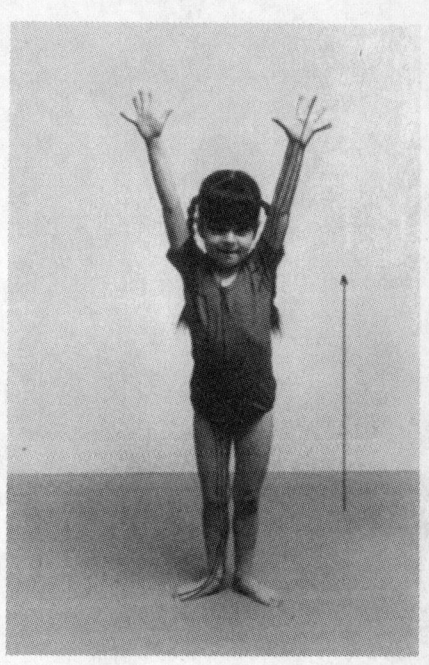

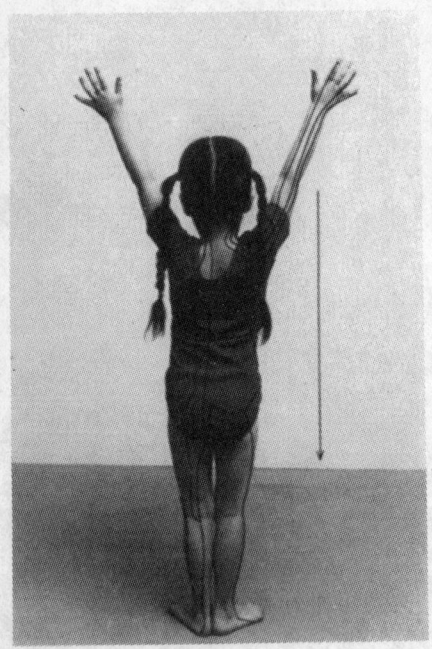

Yang-Meridiane, von
hinten gesehen

Lungen-Meridian
(Yin)
Lunge Nr. 1
Lage: Direkt unter
dem Schlüsselbein, et-
was oberhalb der Ach-
selhöhle nach innen zu

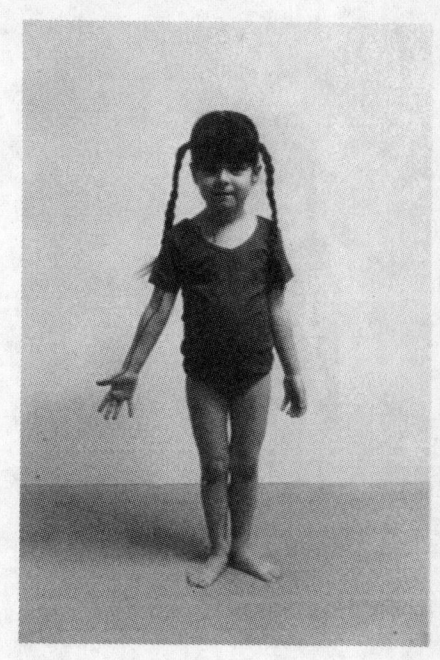

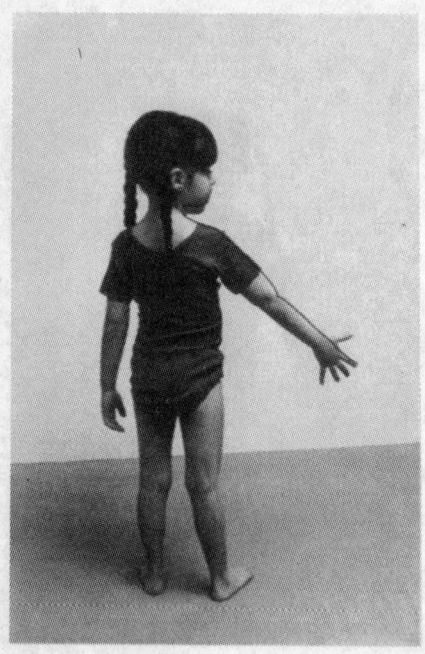

Dickdarm-Meridian
(Yang)

Magen-Meridian
(Yang)
Magen Nr. 25
Lage: Auf der Höhe
des Bauchnabels, etwa
2,5 cm nach beiden
Seiten hin
Magen Nr. 34
Lage: Etwas oberhalb
vom oberen Rand der
Kniescheibe und ein
wenig von der Mittelli-
nie des Beines zur Au-
ßenseite hin

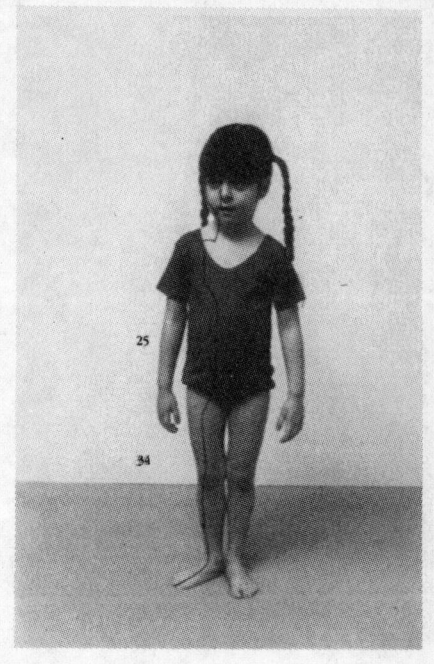

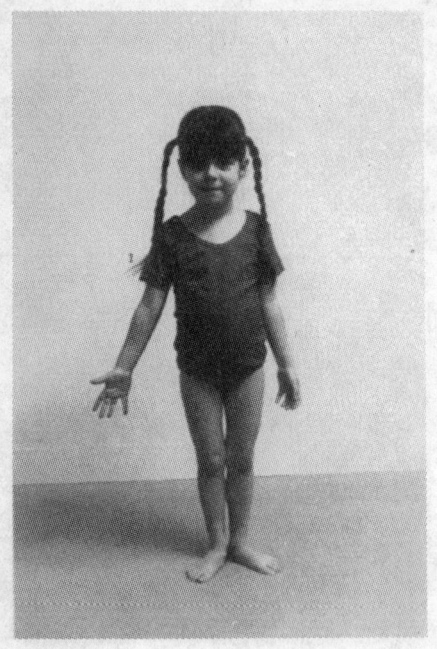

Herz-Meridian (Yin)
Herz Nr. 1
Lage: Gerade ober-
halb der Achselhöhle

Milz-Meridian (Yin)

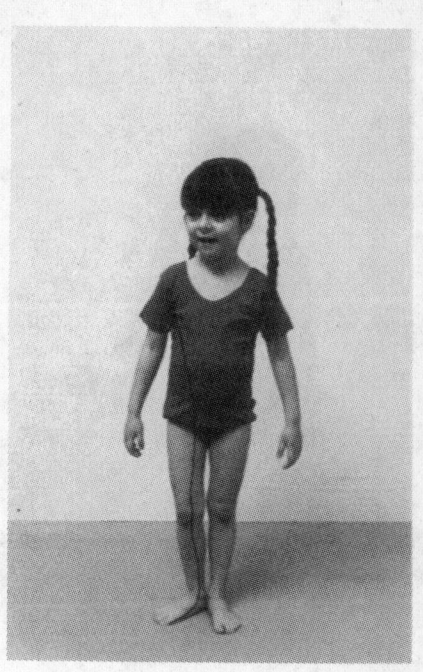

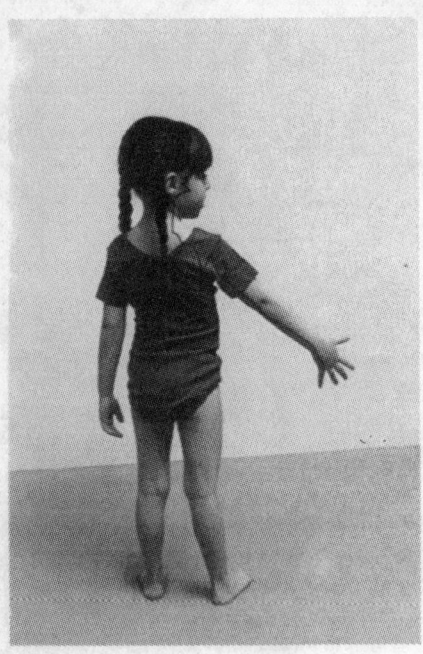

Dünndarm-Meridian
(Yang)

Blasen-Meridian
(Yang)
Blase Nr. 10
Lage: Im Nacken,
direkt unter der Schä-
delbasis und an beiden
Seiten der Wirbelsäule
Blase Nr. 25
Lage: Auf beiden Sei-
ten der Wirbelsäule
und etwas oberhalb
des oberen Becken-
knochenrands
Blase Nr. 26
Lage: Auf beiden Sei-
ten der Wirbelsäule,
auf der Höhe des obe-
ren Beckenknochen-
rands

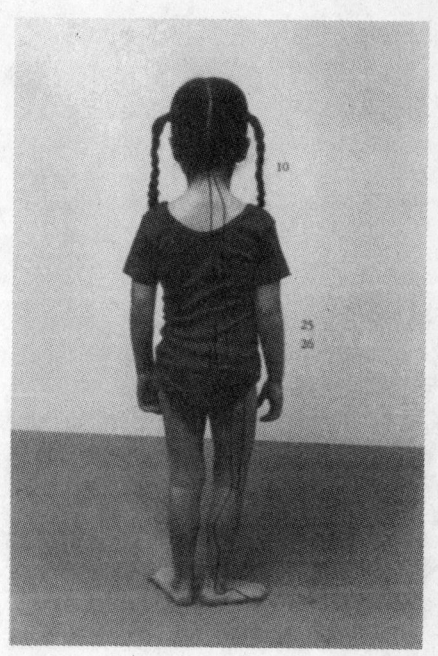

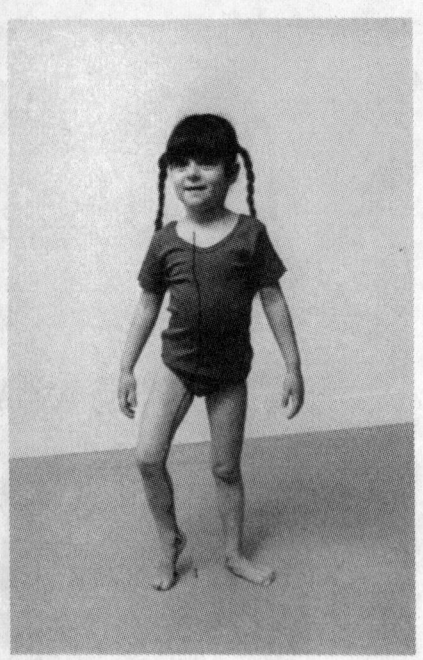

Nieren-Meridian
(Yin)
Niere Nr. 1
Lage: An der Fußsoh-
le, etwas weniger als
ein Drittel der Entfer-
nung von der Spitze
der mittleren Zehe zur
Ferse und halbwegs
quer über den Ballen
des Fußes

Herzbeutel-Meridian
(Yin)
Herzkreislauf Nr. 8
Lage: In der Mitte der
Handfläche

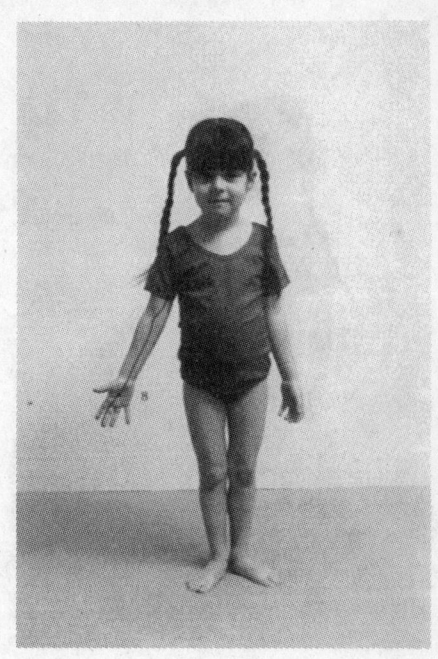

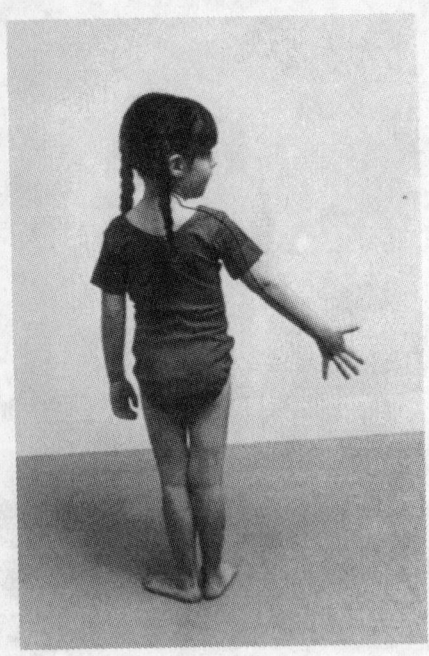

Dreifacher-Erwärmer-
Meridian (Yang)

Gallenblasen-Meri-
dian (Yang)

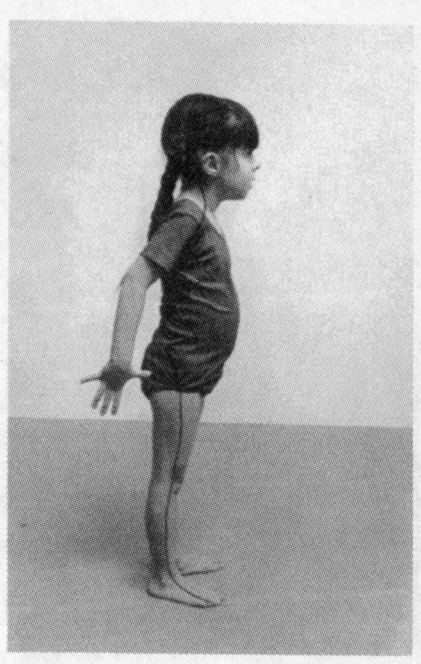

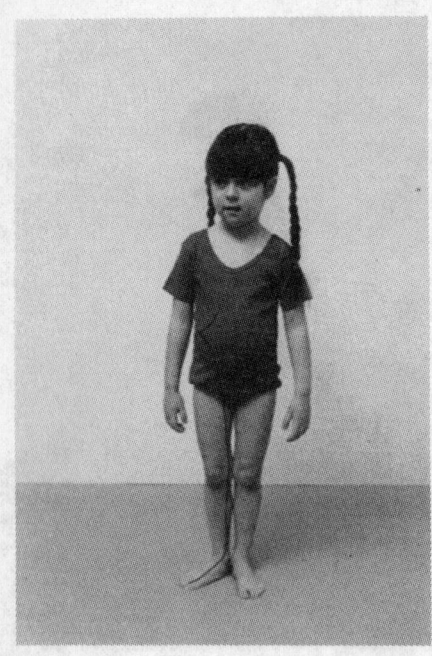

Leber-Meridian (Yin)

Lenkergefäß-Meri-
dian, Vorder- und
Rückseite (Yang)
Lenkergefäß Nr. 26
Lage: Direkt am unte-
ren Ende der Nase

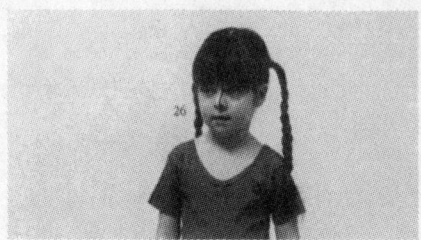

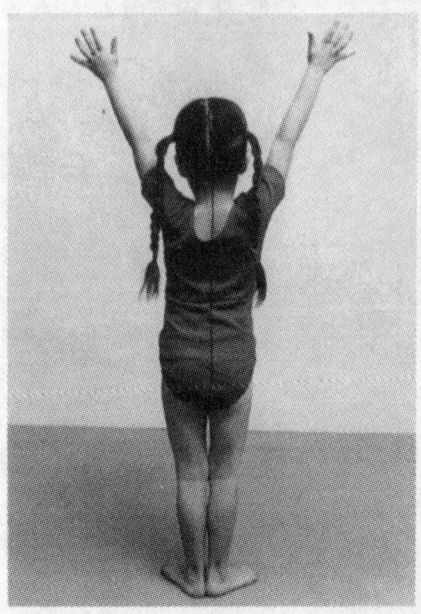

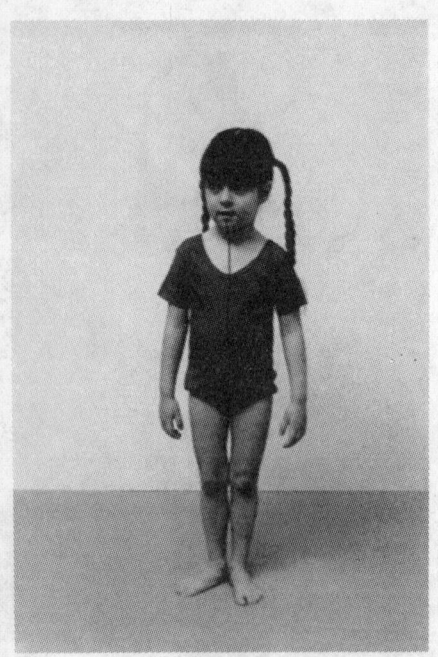

Dienergefäß-Meridian
(Yin)

3 Wie man Kleinkindern Shiatsu gibt – grundlegende Anleitungen

Sobald der Nabel des Neugeborenen verheilt ist, kann man ohne weiteres mit einigen der Routineanwendungen, die in diesem Buch beschrieben werden, beginnen. Die anderen sollten erst ab dem vierten Lebensmonat benutzt werden oder wenn Ihr Kind in der Lage ist, auf dem Bauch liegend, Kopf und Schultern anzuheben und für längere Zeit hochzuhalten. Im folgenden finden Sie eine Aufstellung der Behandlungen, die den verschiedenen Lebensaltern angemessen sind. Wenn Sie nicht sicher sind, ob Ihr Kind für die fortgeschritteneren Anwendungen reif ist, fragen Sie Ihren Kinderarzt.

Für Säuglinge bis zu vier Monaten

- Geben Sie eine sanfte Ganzkörper-Massage, wie sie in Kapitel 4 beschrieben ist.

- Um Ihre Massage von Zeit zu Zeit zu variieren, wählen Sie irgendeine von den vier Routinebehandlungen aus Kapitel 5.

- Verwenden Sie irgendeine der diagnostischen Behandlungen aus Kapitel 7.

- Verwenden Sie jede beliebige Shiatsu-Anwendung aus Kapitel 9 (sofern sie nicht durch ein Sternchen [*] gekennzeichnet ist).

Für Kinder über vier Monate

- Geben Sie weiterhin Ganzkörper-Massagen, aber bereichern Sie sie mit alternativen Massagetechniken aus Kapitel 6, unter denen Sie abwechseln können.

- Verwenden Sie jede beliebige Routinebehandlung aus Kapitel 5.

- Verwenden Sie jede beliebige diagnostische Behandlung aus Kapitel 7.

- Um Ihr Programm abwechslungsreich zu gestalten, können Sie jede der Übungen aus Kapitel 8 dazunehmen und unter ihnen abwechseln.

- Verwenden Sie irgendeine der Shiatsu-Anwendungen für allgemeine Probleme in Kapitel 9.

Für kleine Kinder

- Ich empfehle, mit einem regelmäßigen Massageprogramm fortzufahren, bis Ihr Kind etwa drei Jahre alt ist. Im idealen Fall sollte es eine tägliche Ganzkörper-Massage plus einige Übungen (Kapitel 8), die Ihnen und Ihrem Kind zusagen, einschließen; aus anderen wird es herausgewachsen sein. Sie brauchen für Ihr Programm täglich nicht mehr Zeit als früher; Sie ersetzen einfach die sanften Streicheltechniken für Neugeborene durch kraftvollere Anwendungen.

- Verwenden Sie Routinebehandlungen aus Kapitel 5, die Ihnen und Ihrem Kind zusagen.

- Verwenden Sie beliebig diagnostische Behandlungen aus Kapitel 7.

- Verwenden Sie Shiatsu-Behandlungen für allgemeine Probleme aus Kapitel 9.

Der richtige Behandlungsrahmen

Für eine vollständige Allgemeinbehandlung benötigt man eine feste Unterlage, z. B. einen Wickeltisch oder eine Unterlage auf dem Boden. Letztere gibt mehr Sicherheit, sobald das Baby sich hin- und herzurollen und zu krabbeln beginnt. Eine Unterlage auf dem Boden bietet auch ein größeres Arbeitsfeld, was besonders für ältere Säuglinge wünschenswert ist. Ihr eigenes Bett ist nicht geeignet, weil es nicht fest genug ist, außer Sie schlafen auf einem stabilen Futon auf dem Boden. Obwohl einige Behandlungsschritte möglich sind, wenn man auf einem Stuhl oder einer Couch sitzt und dabei das Baby auf dem Schoß hat oder sogar wenn man steht und es im Arm hält, sind diese Stellungen nicht geeignet, um eine Ganzkörper-Massage zu geben.

Sanfte Musik im Hintergrund kann den Beginn der Massage erleichtern und das Kind und Sie selber während der ganzen Behandlung in die richtige Stimmung versetzen. Halten Sie jedoch die Lautstärke niedrig, damit Sie dem Baby etwas vorsingen oder zu ihm sprechen können, wenn Ihnen danach zumute ist.

Ihr Kind sollte nackt sein, zumindest wenn Sie eine Ganzkörper-Massage geben wollen und auch für die meisten anderen Behandlungen, die in diesem Buch beschrieben werden. Der direkte Kontakt mit der Haut des kleinen Kindes sorgt für eine wirksamere Stimulierung. Nacktheit kommt dem ehemaligen Leben im Mutterschoß am nächsten und macht daher jede Massage oder Übung für Ihr Kleines zu einem emotional beglückenderen Erlebnis.

Das bedeutet, daß der Raum, in dem Sie Ihr Kind massieren, warm und ohne Zugluft sein sollte. Setzen Sie auch bei warmem Wetter Ihren Sprößling keinesfalls starker Zugluft durch einen Ventilator oder durch geöffnete Fenster und Türen aus.

Obwohl kleine Kinder es für gewöhnlich gern haben,

in einer angenehmen, warmen und zugfreien Umgebung nackt zu sein, gibt es doch immer wieder Kinder, die in ihren ersten Lebenswochen lautstark dagegen protestieren. Die kindliche Toleranz für Temperaturwechsel ist individuell verschieden. Eine auffallende Empfindlichkeit gegenüber Nacktsein ist physiologisch bedingt und legt sich im Laufe der Zeit. Dennoch sollten Eltern ein Kind nicht dieser unangenehmen Erfahrung aussetzen. Oft lassen sich solche empfindsamen Kinder ohne Widerwillen ausziehen, solange man ein Handtuch oder eine leichte Wolldecke um ihre Taille geschlungen hält. Wenn Ihr Kind das akzeptiert, kann es auf diese Weise massiert und sogar mit dem Schwamm gewaschen werden. Aber ziehen Sie es für eine Massage nicht vollständig aus, wenn es ihm mißfällt.

Es ist vorauszusehen, daß ein Säugling eine gute Massage zum Anlaß nehmen wird, Wasser zu lassen. Breiten Sie deshalb wasserdichtes Material zwischen dem Kind und der Massageunterlage aus, das aber bitte nicht die Haut des Babys berühren sollte. Bedecken Sie den wasserundurchlässigen Stoff mit einem Baumwollaken. Vielleicht legen Sie sich auch ein Handtuch für weitere «Zwischenfälle» bereit.

Lassen Sie sich von Ihrem Kind leiten

Eine Massage zu bekommen sollte ein Vergnügen für Ihr Kind sein. Wenn Sie Ihr Kind massieren wollen, wählen Sie deshalb eine Zeit, in der es glücklich ist, und hören Sie auf, wenn es sich unwohl fühlt. Diese Regel gilt – von einigen Ausnahmen abgesehen – für alle Verfahren in diesem Buch.

Die Ausnahmen betreffen die in Kapitel 9 vorgeschlagenen Vorgehensweisen, wenn ein Kind sich unwohl fühlt und schreit oder wenn man Zahnschmerzen und Erkältungen lindern will. Die meisten Eltern neigen instinktiv dazu, ein Kind zu massieren, wenn es verstimmt oder krank ist. Für diesen Fall biete ich einige Behandlungen des traditionellen Shiatsu an. Setzen Sie jedoch keine Behandlung fort, wenn Ihr Baby nicht während der ersten Minuten positiv reagiert.

Wie Sie sich selber auf die Massage Ihres Kindes vorbereiten

Eine Massage zu geben sollte für Sie eine angenehme Tätigkeit sein, keine schwere Arbeit. Versuchen Sie, eine Zeit zu finden, in der Sie sich heiter und entspannt fühlen. Wenn Ihre Antwort auf diesen letzten Satz ein sarkastisches «Ha!» ist, so anerkenne ich durchaus, wie beschäftigt die Eltern kleiner Kinder sind. Dennoch: So beschäftigt wir auch sein mögen, gibt es doch auch Zeiten, wo wir alles beiseite legen und mit unseren Kindern spielen. Dies sind die guten Gelegenheiten für eine Massage. Es ist interessant, daß gerade die Entscheidung, Ihrem Kind eine Massage zu geben, Sie oft auch in die richtige Stimmung dafür versetzt. Denselben Effekt hat auch sanfte Musik.
Kontrollieren Sie als erstes, ob Ihre Fingernägel kurz geschnitten und mit einer Feile geglättet sind – eine Vorsichtsmaßnahme, wann immer man mit einem nackten Kind umgeht.
Wärmen Sie Ihre Hände an, ehe Sie Ihr unbekleidetes Kind berühren (auch dann, wenn Sie keine Massage geben wollen). Sie können dazu Ihre Hände in warmes Wasser halten oder die Handflächen heftig aneinanderreiben. Kalte Hände versetzen einem nackten Baby einen äußerst unangenehmen Schock.
Es gibt zahllose Stellungen, die Sie bei der Massage einnehmen können und die in den folgenden Kapiteln gezeigt werden. Die einzige Vorbedingung ist, daß Sie eine Stellung finden, in der Sie sich wohl fühlen und für mindestens zehn Minuten entspannt

sein können und von der aus Sie den ganzen Körper
Ihres Kindes der Länge nach mühelos erreichen können. Wenn Sie auf dem Boden sitzen wollen und das
nicht gewohnt sind, so schlage ich Ihnen vor, sich mit
einem Kissen in Ihrem Rücken an eine Wand zu leh-
nen. Sie können sich auch ein kleines Kissen oder ein
zusammengefaltetes Badetuch unter das Gesäß
schieben. Auf jeden Fall sollten Sie jedes beengende
Kleidungsstück lösen und die Schuhe ausziehen.

Wieviel Massage?

Ich schlage vor, sich drei etwa zehnminütige Massagen am Tag vorzunehmen, von denen zumindest eine
eine vollständige Grundbehandlung, wie im folgenden Kapitel beschrieben, sein sollte. Die anderen Behandlungen können aus Fuß-, Hände-, Ohr- und
Hara (Unterleibs-)-Massagen bestehen in Verbindung mit diagnostischen Behandlungen und Übungen entsprechend dem Alter des Kindes. Viele
Übungen wie auch die Behandlungen in Kapitel 9
sind für gelegentlichen Gebrauch gedacht, wenn die
Umstände es erfordern.
Aber machen Sie sich keine Sorgen, wenn Sie diese
Zielvorgaben nicht regelmäßig erfüllen können.
Denken Sie daran, daß es letztlich an Ihrem Kind
liegt, wie lange jede Massage dauert. Die Behandlungen sollten ja auch wohltuende Zwischenspiele für
Sie sein – ein Spiel mit Ihrem Kind, bei dem Sie sich
ihm nahe fühlen. Versuchen Sie jedoch, mindestens
einmal am Tag alle Meridiane anzuregen. In Kapitel 5 finden Sie einige Kurzverfahren hierfür, wenn
es Tage gibt, an denen es unmöglich ist, eine volle
Massage in Muße durchzuführen.

4 Wie man eine vollständige Grundbehandlung durchführt

Sobald der Nabel Ihres Babys völlig verheilt ist, kann man mit den Schritten für eine Ganzkörper-Massage, die in diesem Kapitel beschrieben und abgebildet sind, beginnen. Wenn Sie sich einmal damit vertraut gemacht haben, können Sie Ihrem Kind eine Grundbehandlung geben, die in einer Zeit von fünf bis zehn Minuten alle vierzehn Meridiane angemessen stimuliert. So kann die Pause vor und nach dem Bad oder während des Windelwechselns eine Gelegenheit für eine gesundheitsfördernde Shiatsu-Behandlung werden. Nehmen Sie sich drei solcher Behandlungen pro Tag vor.

Grundregeln

Ich schlage Ihnen vor, daß Sie dieses Kapitel rasch durchlesen, ehe Sie zu memorieren anfangen, wie man eine Ganzkörper-Massage gibt.

Im Grunde brauchen Sie nur zu lernen, in welcher Richtung man den Rücken, die Vorderseite, die Seiten des Rumpfes und die Gliedmaßen Ihres Kindes entlangstreicht, so daß man die Yang-Meridiane abwärts und die Yin-Meridiane aufwärts fährt.

Sehen Sie sich die Abbildungen auf den Seiten 17 und 18 über die Yang- und Yin-Meridiane an. Daran können Sie erkennen, warum Shiatsu-Lehrer oft sagen, daß die Rückseite des Körpers Yang und die Vorderseite Yin ist – mit der einzigen Ausnahme des Magen-Meridians, der – obwohl Yang – an der Vorder- oder Yin-Seite des Körpers den Rumpf und die Beine entlangläuft (Seite 21). Merken Sie sich diese hilfreiche allgemeine Übersicht. Ferner müssen Sie sich daran erinnern, daß die Rumpfseiten und die Außenseiten der Beine Ihres Babys Yang sind, während die Innenseiten der Beine Yin sind. Vergessen Sie schließlich nicht, wenn Sie die Arme Ihres Babys behandeln, sich vorzustellen, sie wären über den Kopf nach oben hin ausgestreckt, wie es die Abbildungen auf den Seiten 17 und 18 zeigen. Das erinnert Sie daran, auf der Rückseite der Arme (Yang) vom Handgelenk zur Schulter hin zu streichen und auf der Arminnenseite (Yin) von der Achselhöhle zum Handgelenk. Mit diesen Tips werden Sie bald lernen, eine Grundbehandlung durchzuführen, ohne in dieses Buch schauen zu müssen.

Stellung und Technik

Sie können die Massage entweder im Stehen mit dem Baby vor Ihnen auf einem Wickeltisch geben oder indem Sie in jeder für Sie angenehmen Haltung auf dem Boden sitzen. Es war eine meiner bevorzugten Stellungen, meinen Sohn, als er noch ein Säugling war, zu massieren, indem ich mich auf den Boden setzte, die Beine ausstreckte und ihn bequem dazwischen bettete, so daß er seine Füße gegen meinen Unterleib oder mein Hara hielt, wie es auf Seite 155 zu sehen ist. Diese Stellung wird traditionell von den Müttern in Indien benutzt und ist besonders gut geeignet, dem Baby einen sicheren Halt zu geben, wenn man es mit Öl massiert. Die Abbildungen hier und in den folgenden Kapiteln zeigen eine Vielfalt anderer Stellungen, bei denen Sie sitzen können.

Es ist nicht notwendig, die Meridiane in genau der Reihenfolge entlangzufahren, die hier abgebildet ist. Wenn Ihr Kind älter und aktiver wird, versuchen Sie nicht, es für die Massage an Ort und Stelle festzuhalten. Richten Sie sich einfach nach ihm. Wenn es sich von seinem Bauch auf den Rücken werfen will, ehe Sie alle Meridiane am Rücken massiert haben, dann begleiten Sie es dabei. Wechseln Sie jeweils über zu den Meridianen, die Sie in den neuen Stellungen, die es einnimmt, erreichen können. Es wird Ihnen seine Rückseite wieder früh genug entgegenstrecken.

Die Abbildungen bieten einige phantasievolle Möglichkeiten, an die verschiedenen Meridiane heranzukommen, wenn Ihr Kind nicht in einer «richtigen» Stellung ist, in der Sie es massieren können. Wahrscheinlich werden Sie weitere Möglichkeiten selber herausfinden. Sie werden wahrscheinlich auch entdecken, daß Ihr Kind, wenn es die aktive Phase in der zweiten Hälfte des ersten Lebensjahres durchmacht, die Zeiten für die Massage als Zeiten versteht, in denen es gerne still liegt.

Wenn Sie eine Ganzkörper-Massage geben, dann stützen oder halten Sie Ihr Baby sanft mit einer Hand, so gut es geht, während sie es mit der anderen Hand streicheln. Dies entspricht dem Prinzip des traditionellen Shiatsu, wonach «eine Hand ruhig liegenbleibt, während die andere sich bewegt». Lassen Sie während der ganzen Massage immer wenigstens eine Hand auf dem Körper Ihres Kindes, damit Sie eine kontinuierliche Berührung gewährleisten – und auch zur Sicherheit, wenn es auf einem Tisch liegt.

Ich werde fünf Techniken für eine Ganzkörper-Massage zeigen. Jede löst eine etwas andere Sinneserfahrung bei Ihrem Kind und bei Ihnen aus. Versuchen Sie also, Ihre Technik von Behandlung zu Behandlung zu variieren.

Öl-Massage

Sie müssen nicht jedesmal Öl verwenden, wenn Sie Ihr Kind massieren. Aber wenn Sie es verwenden, dann erwärmen Sie es einige Zeit vorher auf Körpertemperatur. Sie können das Ölgefäß eine Zeitlang in einem Topf mit heißem Wasser oder auf der Abdeckung eines Heizgeräts stehenlassen; im Sommer können Sie es etwa zehn Minuten an einen sonnigen Fleck stellen. Überprüfen Sie die Temperatur des Öls, wie Sie es bei der Flaschenmilch auch tun, indem Sie ein oder zwei Tropfen auf die Innenseite Ihres Handgelenks geben.

Schütten Sie niemals Öl direkt auf Ihr Kind aus. Nehmen Sie etwas Öl in Ihre Handflächen, und verreiben Sie es dort einige Sekunden lang.

Sie können Baby-Öl oder irgendein natürliches pflanzliches Öl verwenden. In Indien wird Senföl und im Fernen Osten Sesamöl verwendet, das einen milden, angenehmen Geruch hat. Traditionalisten benutzen nur Öl, das aus einer einzigen Pflanze gewonnen wird; es kann Sesam, Mais oder eine andere Pflanze sein – aber keine Mischung.

Wie Sie Ihr Programm ändern, wenn Ihr Kind wächst

Auf den Seiten 68–82 finden Sie besondere Anleitungen, wie man die hier gezeigte Basis-Massage an die Bedürfnisse älterer Säuglinge und kleiner Kinder anpaßt. Sobald Ihr Kind läuft und über eine längere Konzentrationsspanne verfügt, werden Sie die täglichen Behandlungen von drei auf zwei vermindern wollen. Eine Behandlung von etwa zwanzig Minuten könnte Übungen und eine Ganzkörper-Massage einschließen. Eine kürzere, zehnminütige Behandlung, die nur aus der Massage besteht, könnte etwa dazu dienen, Ihr Kind spätnachmittags, oder wann immer es notwendig ist, zu beruhigen und zu entspannen.

Obwohl für Babys, wenn sie älter werden, ein mit Übungen angereichertes Programm günstig ist, wachsen sie doch nicht aus dem Bedürfnis nach einer grundlegenden Ganzkörper-Massage heraus. Sie hat zum Ziel, Müdigkeit und Spannung aufzulösen, und lehrt auch indirekt die Kinder, wie sie selber ohne Hilfe von außen entspannen können.

Fünf Techniken

Um die Meridianlinien Ihres Babys zu streicheln und zu reiben, können Sie eine weiche Bürste, z. B. eine Haarbürste für Kinder, benutzen,

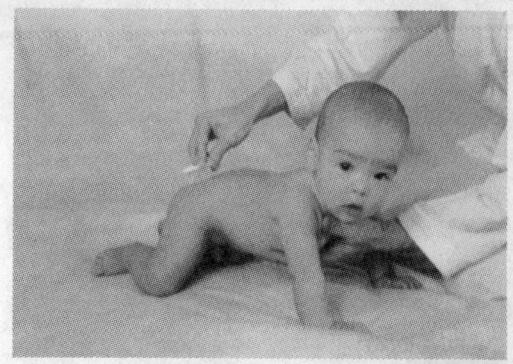

... einen angewärmten Teelöffel,

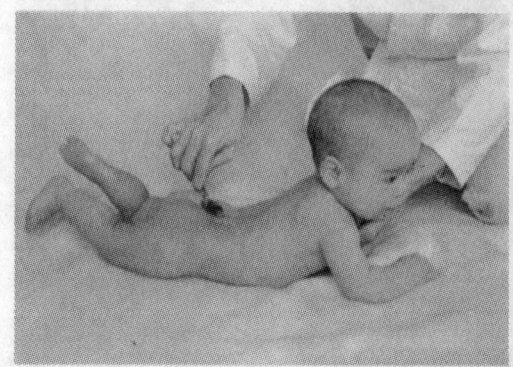

... ein Stück feiner Gaze oder auch ein gefaltetes Baumwolltaschentuch,

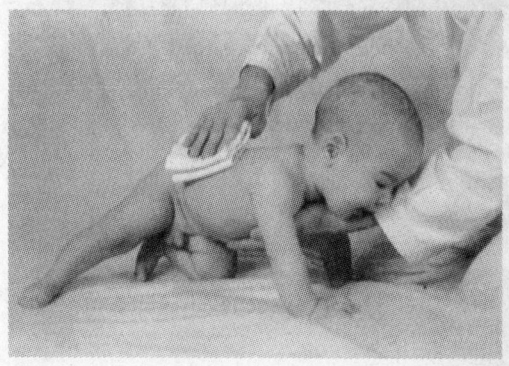

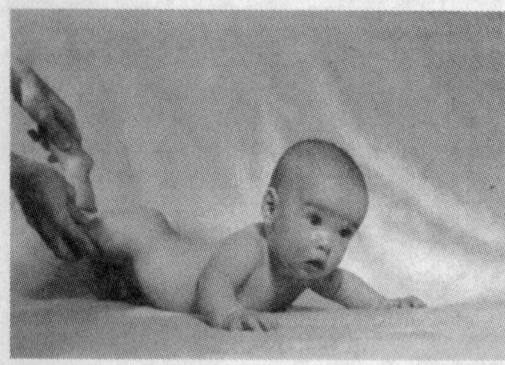

... einen oder zwei Finger ...

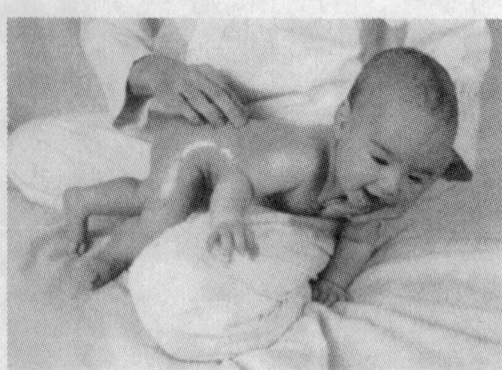

oder Ihre ganze, mit warmem Öl eingeriebene Hand.

Ihr Kind ist in der Bauchlage oder in Krabbelhaltung, und Sie streichen den inneren und äußeren Blasen-Meridian von den Schultern abwärts ...

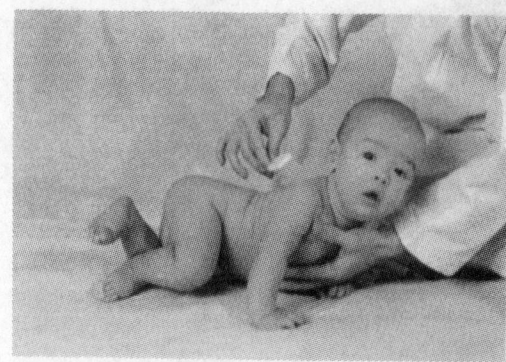

zu den Beinen. Tun Sie dies dreimal auf einer Seite der Wirbelsäule, und wiederholen Sie dasselbe auf der anderen. Wenn Sie eine Bürste, ein Läppchen oder Ihre Hand benutzen, können Sie den inneren und äußeren Meridian gleichzeitig massieren, aber wenn Sie Ihre Finger oder einen Teelöffel verwenden, müssen Sie jede Bahn einzeln behandeln.

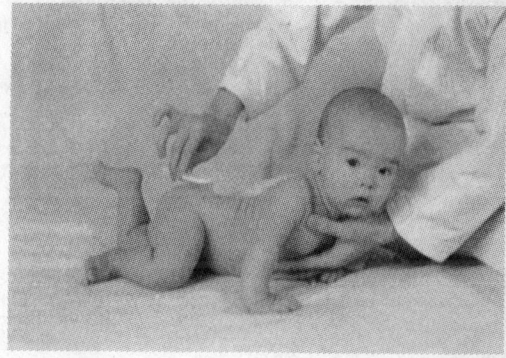

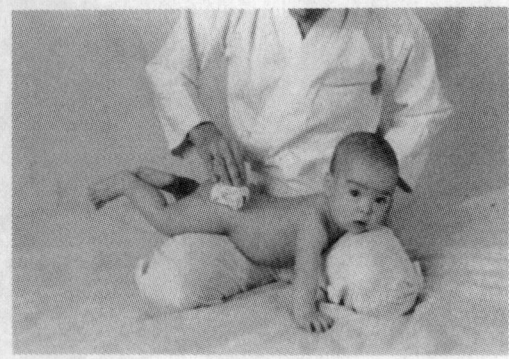

Dann fahren Sie dreimal die ganze Wirbelsäule hinunter, direkt auf dem Rückgrat (Lenkergefäß-Meridian).

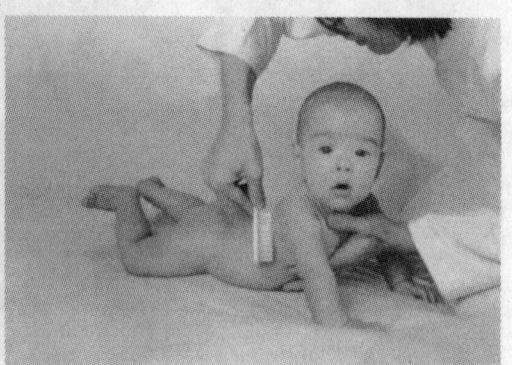

Streichen Sie die Flanken des Rumpfes und die Außenseiten der Beine von den Achselhöhlen abwärts (Gallenblasen-Meridian) . . .

bis zum Fußknöchel;
tun Sie dies dreimal an
jeder Seite.

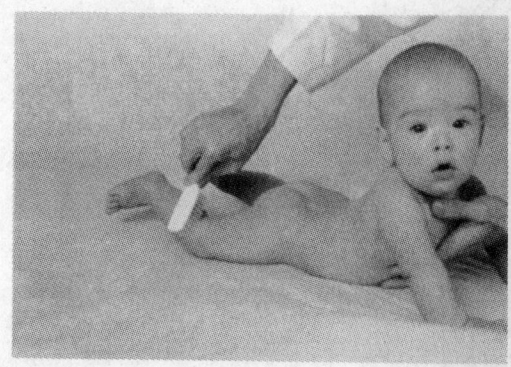

Sie können den Gal-
lenblasen-Meridian
entlangfahren, wenn
Ihr Kind auf dem Rük-
ken oder auf dem
Bauch liegt.

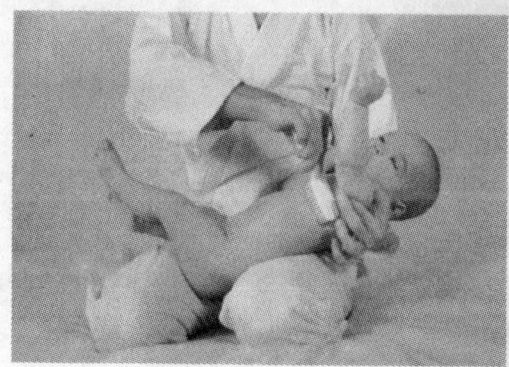

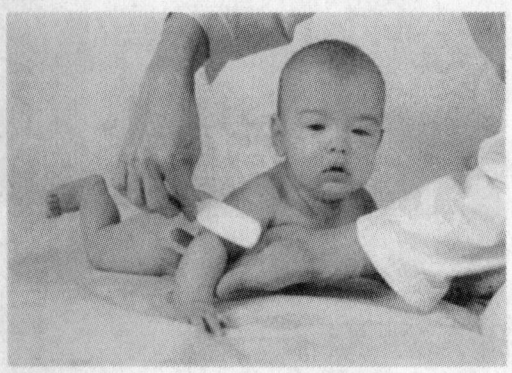

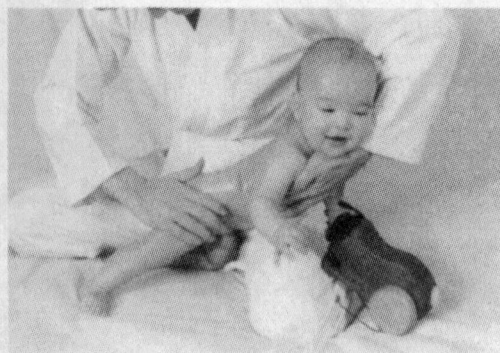

Fahren Sie auf der Armrückseite die drei Yang-Meridiane entlang – Dickdarm, Dreifacher Erwärmer und Dünndarm –, und zwar vom Handgelenk zur Schulter. Sie können alle drei Meridiane mit einer Bürste, einem Stück Stoff oder mit Ihrer Hand gleichzeitig massieren. Aber wenn Sie einen Teelöffel oder einen Finger benutzen, werden Sie jeden Meridian einzeln behandeln müssen. Tun Sie das an jedem Arm dreimal. Diese Ganzbehandlung kann auch in der Rückenlage des Babys geschehen.

Streichen Sie an der Hüfte beginnend dreimal die Vorderseite von jedem Bein abwärts (Magen-Meridian) . . .

zum Fußknöchel. Sie
erreichen diesen Meri-
dian, wenn Ihr Kind
auf der Seite,

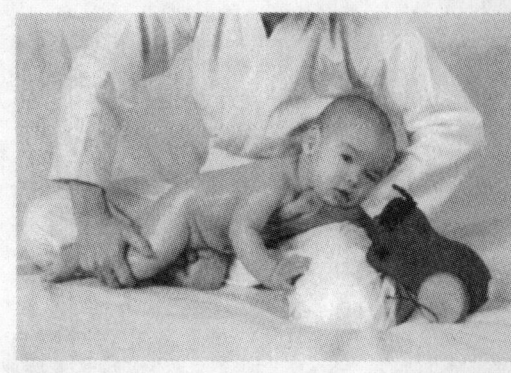

. . . auf dem Bauch
oder dem Rücken
liegt.

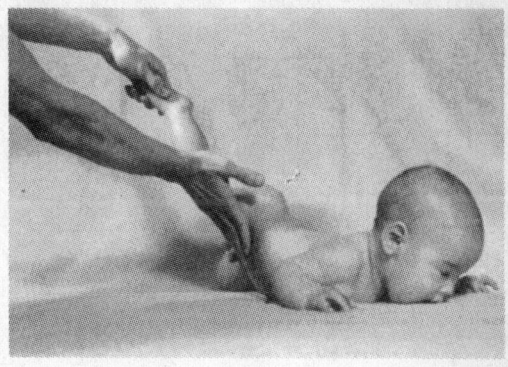

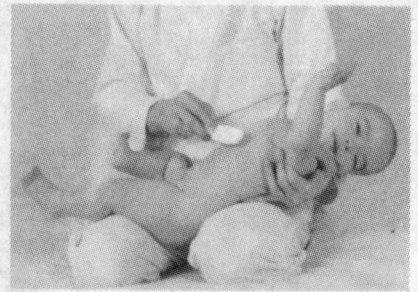

Mit dem Säugling in Rückenlage streichen Sie in der Bauchmitte (Dienergefäß- und Nieren-Meridiane) vom Schritt zum Hals hinauf, und zwar dreimal.

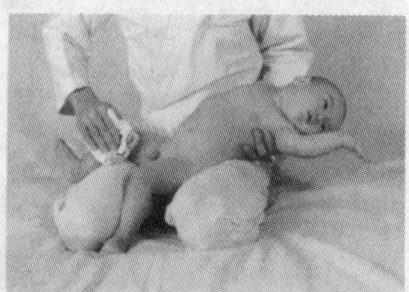

Fahren Sie die Yin-Meridiane auf den Beininnenseiten (Milz-, Leber- und Nieren-Meridiane) vom Fußknöchel aufwärts zum Schritt, ebenfalls jeweils dreimal. Nehmen Sie sich jeden Meridian einzeln vor, wenn Sie mit einem Löffel oder mit Ihrem Finger arbeiten; ansonsten aber behandeln Sie alle drei Meridiane gleichzeitig. (Das Baby kann auf dem Rücken oder Bauch liegen.)

Fahren Sie dreimal die Yin-Meridiane auf der Vorderseite (Seite des Handtellers) beider Arme (Lungen-, Herzbeutel- und Herz-Meridian) von der Achselhöhle zum Handgelenk entlang. Diese Meridiane können sogar mit einem Löffel oder einem Finger gleichzeitig behandelt werden. Das Baby kann dabei auf dem Rücken oder dem Bauch liegen.

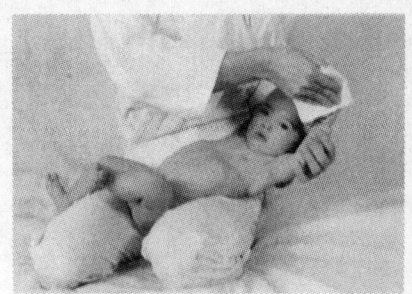

Nachdem Sie alle Meridiane entlanggefahren sind, möchten Sie Ihre Behandlung vielleicht damit beenden, daß Sie noch den Hals und den Kopf Ihres Kindes einbeziehen. Hier wird die Behandlung Körperzonen beleben, die in jedem Alter für Muskelverspannungen und Ermüdung besonders anfällig sind. Für den Hals wenden Sie die Techniken von Seite 91 an. Die Kopf-Massage finden Sie auf den Seiten 149–150.

5 Routinebehandlungen von Füßen, Händen, Ohren und Hara

Die vier Massageformen, die in diesem Kapitel vorgestellt werden, sind aus verschiedenen Gründen besonders wichtig. Zwei von ihnen (für die Füße und das Ohr) können als Alternativen für eine allgemeine Ganzbehandlung verwendet werden, wenn Sie in Eile sind oder wenn Sie an einem Ort sind, wo es nicht gut für Ihr Kind ist, ausgezogen zu werden. Eine Massageform (Hara-Massage) ist eine alte fernöstliche Methode zur Gesundheitsvorsorge, Diagnose, Behandlung von Krankheiten und Vorbeugung gegen Konstitutionsstörungen. Sie können alle vier Formen ohne weiteres anwenden, sobald der Nabel Ihres Kindes ganz verheilt ist; und sie sind genauso wohltuend für einen älteren Säugling oder ein Kleinkind wie für ein Neugeborenes. Sie verdienen alle einen Platz im täglichen Massageprogramm.

Fuß-Massage

Dem traditionellen fernöstlichen Denken entsprechend ist der Fuß der Spiegel des ganzen Körpers, so daß eine Fuß-Massage die Gesundheit des ganzen Körpers fördert. Wie Sie auf den Abbildungen Seiten 17 bis 32 erkennen können, beginnen oder enden die Meridiane an den Füßen. Shiatsu-Kenner betrachten den Fuß als ein «sicheres Gebiet», das heißt, daß man an ihm so lange arbeiten kann, wie man dazu Lust hat, ohne die Gefahr, einen Meridian oder Organe zu überreizen.

Der Fuß sagt uns auch eine Menge über die Psyche des Menschen. Im Fernen Osten glaubt man, daß die Füße mehr über das wahre Wesen eines Menschen aussagen als die Hände. Wenn Ihr Baby sich entspannt und glücklich ist, sind seine Zehen geöffnet und biegsam. Wenn es sich unwohl fühlt oder aus irgendeinem Grunde ängstlich ist, zieht es die Zehen an. So ist sein Fuß ein Schlüssel zu seinem Inneren. Das Baby, das beim Anblick von maskierten Kindern mit offensichtlichem Vergnügen in die Hände klatscht, die Zehen aber angezogen hat, spricht für sich selbst.

Die hier gezeigte Fuß-Massage regt nicht nur alle Meridiane und Organe des Babys an, sondern ist auch eine gute Vorbereitung für das Gehenlernen und eine gute Methode, Spannungen in den Füßen und Fußgelenken zu lösen, wenn Ihr Kind laufen lernt. Außerdem gibt sie Ihnen zuverlässige Hinweise auf den Zustand der Füße und hilft dabei, Fußprobleme erst gar nicht aufkommen zu lassen. Gesunde Füße sind warm, und ihr Fleisch ist elastisch. Alle Zehen kann man sanft rotieren lassen, und die Zehengelenke sind flexibel. Es sollten keine Schmerzen auftreten, wenn die Füße so wie hier beschrieben massiert werden. Jede auffällige Abweichung von diesen Zuständen sollten Sie mit dem Arzt besprechen.

Wegen der vielfältigen Vorzüge der Fuß-Massage empfehle ich, sie schon von den ersten Lebenstagen an regelmäßig zu verwenden. So können Sie sie etwa durchführen, wenn Sie im Wartezimmer des Arztes sitzen oder wenn Sie sich bei warmem Wetter auf einer Parkbank ausruhen und Ihr Baby im Wagen liegt.

Während Ihr Kind auf dem Rücken liegt, umfassen Sie eines seiner Fußgelenke mit der einen Hand, und mit Daumen und Zeigefinger der anderen Hand massieren Sie jede einzelne Zehe und strecken sie sanft. Wiederholen Sie das am anderen Fuß.

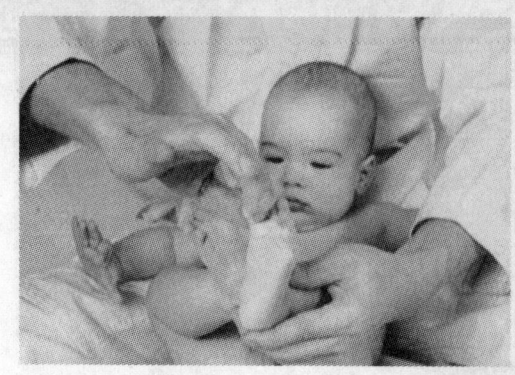

Während Sie weiterhin das Fußgelenk mit einer Hand halten, drücken Sie den Daumen der anderen Hand mit einer schüttelnden Bewegung ein bis zwei Minuten lang auf den Mittelpunkt des Fußes direkt oberhalb der Fußwölbung (Niere Nr. 1). Wiederholen Sie dasselbe am anderen Fuß.

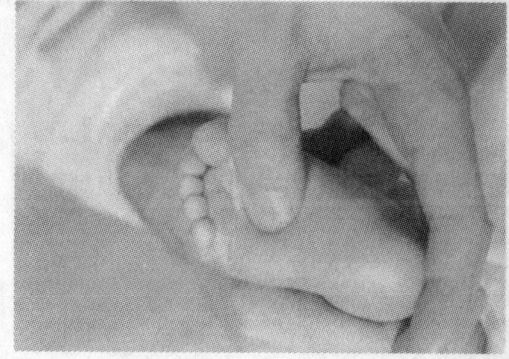

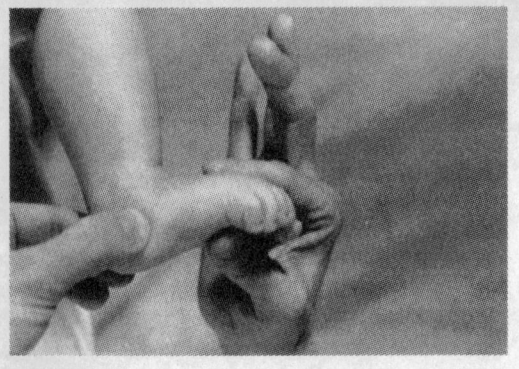

Umgreifen Sie die Rückseite des Fußgelenks mit Daumen und Zeigefinger der einen Hand und den Vorderteil des Fußes mit der anderen Hand, wie Sie es hier abgebildet sehen. Während Sie das Gelenk mit Daumen und Finger etwa ein bis zwei Minuten lang massieren, biegen Sie die Zehen sanft nach oben gegen das Bein zu, wobei Sie die Achillessehne dehnen. Behandeln Sie auf diese Weise beide Füße.

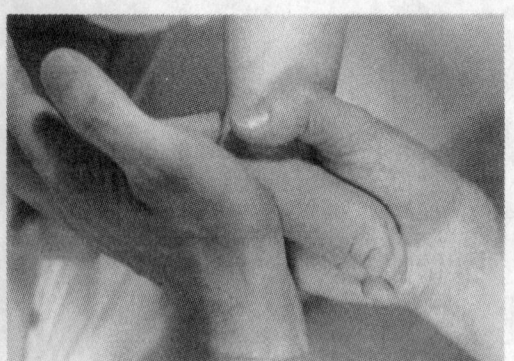

Halten Sie das Fußgelenk Ihres Kindes mit einer Hand, und massieren Sie mit dem Handteller Ihrer anderen Hand seine Fußsohle, indem Sie die Hand ein bis zwei Minuten hin- und herreiben.

Hand-Massage

Weil die Hände des Kleinkindes oft eine Faust machen, bedeutet es für Ihr Baby eine ganz neuartige
Empfindung, wenn Sie sie sanft strecken und die
Handteller massieren. Dies ist eine gute Vorbereitung für das Krabbeln und andere Fertigkeiten, für
die das Öffnen der Hände notwendig ist.

Die Hand-Massage hat aber auch noch einen anderen Sinn. Sie unterstützt den Blutkreislauf und ist
eine traditionelle Shiatsu-Technik, mit der man ein
nervöses und quengeliges Kind beruhigt.

Sie bietet auch eine weitere Gelegenheit, Ihr Kind in
der Öffentlichkeit zu massieren. Wenn Sie die Hand-
Massage zu Hause geben, so benutzen Sie dazu am
besten warmes Öl. Zuletzt wischen Sie alle Ölreste
mit einem Tuch ab, damit Ihr Baby sie nicht in den
Mund bekommt.

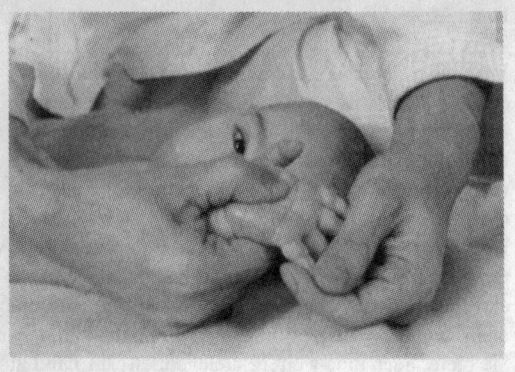

Nehmen Sie eine Hand Ihres Kindes zwischen Ihren Daumen und die Finger wie hier abgebildet. Während Sie das Zentrum des Handtellers sanft mit dem Daumen massieren (Herzbeutel Nr. 8), benutzen Sie Ihre andere Hand, um die Finger zu lockern und zu strecken, wobei Sie sie leicht zurückbiegen und . . .

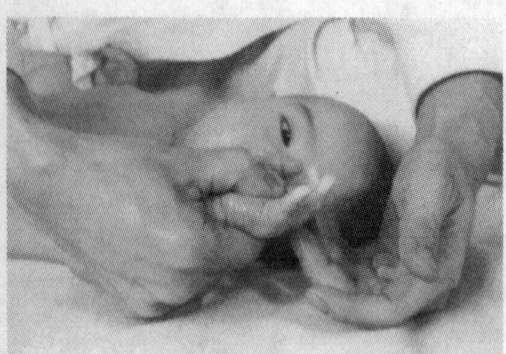

langsam Ihre Hand auswärts über die Fingerspitzen gleiten lassen. Behandeln Sie jede Hand auf diese Weise jeweils drei Minuten lang.

Während Sie immer noch eine Handfläche Ihres Kindes zwischen Daumen und Zeigefinger halten, benutzen Sie Ihre andere Hand, um jeden einzelnen seiner Finger zu strekken. Dabei lassen Sie jeden Finger von der Basis bis zur Fingerspitze zwischen Ihrem Daumen und Zeigefinger gleiten. Das Ganze dreimal. Dann . . .

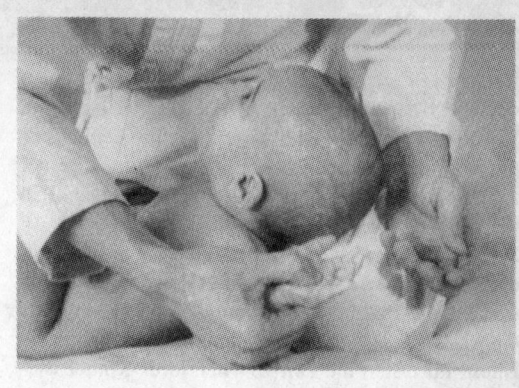

beenden Sie die Massage mit einer ein- bis zweiminütigen Behandlung der Handmitte (Herzbeutel Nr. 8) durch den Daumen.

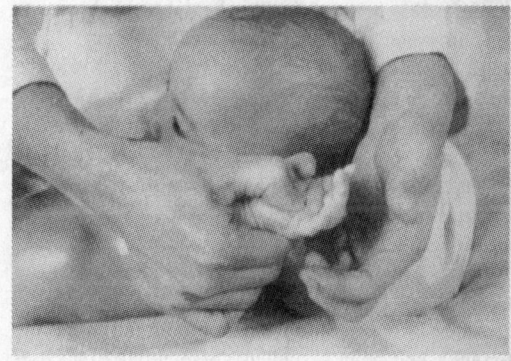

Aurikular(Ohr)-Therapie

In der östlichen Medizin hält man das Ohr für einen der wichtigsten Körperteile. Wie der Fuß ist es ein Spiegel des Körpers – oft wird auf seine Ähnlichkeit mit dem eingerollten Fötus hingewiesen. Es besitzt zahlreiche Punkte, die von den Akupunkteuren in vielfältiger Weise genutzt werden.

Im östlichen Volksglauben bedeuten lange Ohrläppchen ein langes Leben, Glück und Reichtum; deshalb werden die Buddhafiguren immer mit großen Ohrläppchen gezeigt. Aus demselben Grund ziehen die Eltern im Osten die Ohrläppchen ihrer Kinder wieder und wieder lang. Als ich ein kleiner Junge war, taten das meine Eltern mit mir aus Spaß. Einst rief ich sie, als ich schon erwachsen war, aus meiner neuen Heimat an und sagte scherzhaft, daß ich glücklich und gesund sei, weil sie mir die Ohren langgezogen hätten, aber leider sei ich nicht reich. Ihre Antwort darauf: »Das tut uns leid: Wir haben nämlich vergessen, dir beide Ohren langzuziehen.«

Spaß beiseite – die Ohr-Therapie wirkt sich wie die Fuß-Massage auf den ganzen Körper aus. Aber das Ohr ist ein viel empfindlicherer Körperteil, deshalb sollte seine Massage nicht übertrieben werden. Eine Behandlung am Tag reicht meistens für die hier gezeigte Aurikular-Therapie aus, sofern Sie sie nicht anwenden, um das apathische Kind (Seiten 130–131) zu stimulieren. In diesem Fall machen Sie das Ganze zweimal am Tag.

Das Ohr ist auch ein sehr sinnliches Organ, wie seine Erregbarkeit beim sexuellen Vorspiel der Erwachsenen zeigt. Alle im folgenden beschriebenen Behandlungen machen Kinder sehr glücklich. Sie ermuntern zu größerer Nähe mit den Eltern und zu einer gesunden sexuellen Entwicklung.

Ihr Kind liegt auf dem Rücken. Halten Sie einen seiner Arme am Ellenbogen, und drehen Sie seinen Kopf auf die Seite, so wie hier gezeigt. Halten Sie sein Ohrläppchen zwischen Daumen und Zeigefinger der anderen Hand, und lassen Sie langsam Ihre Finger das Läppchen herabgleiten, wobei Sie sanft daran ziehen. Behandeln Sie auf diese Weise jedes Ohrläppchen sechsmal.

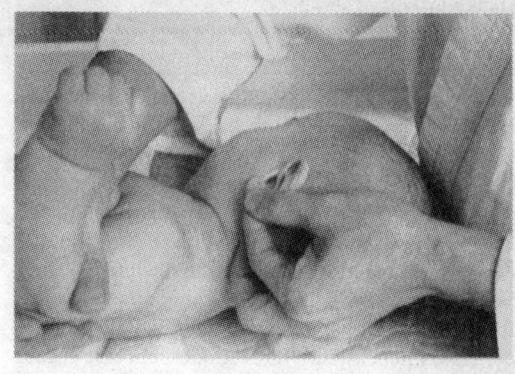

Wärmen Sie Ihre Handflächen an, indem Sie sie heftig aneinanderreiben. Ihr Kind ist in derselben Stellung wie vorher. Legen Sie die Innenseite Ihrer freien Hand flach über sein Ohr, und massieren Sie es sanft, indem Sie das Ohr zuerst im Uhrzeigersinn und dann gegen den Uhrzeigersinn jeweils ein bis zwei Minuten lang reiben. Als nächstes drücken Sie Ihre Handfläche auf die Ohrmitte, so daß Sie es verschließen. Halten Sie so die

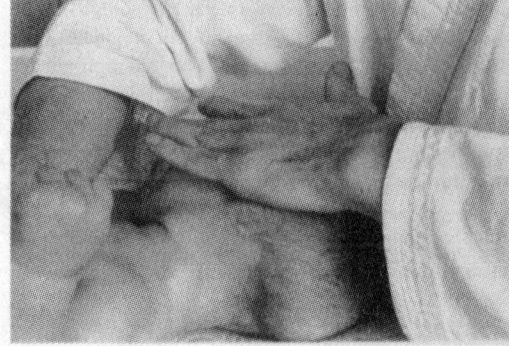

Hand einige Sekunden lang; dann gleiten Sie mit der Hand nach oben über das Ohr und das Kopfende hinweg. Wiederholen Sie das ganze Verfahren am anderen Ohr.
Achtung: Lösen Sie Ihre Hand nicht abrupt vom Ohr Ihres Kindes, nachdem Sie es verschlossen gehalten haben, da das sein Trommelfell verletzen könnte. Lassen Sie vielmehr Ihre Hand langsam von seinem Ohr und Kopf weggleiten.

Hara-Massage

Für den Shiatsu-Behandler ist das Hara oder der Bauch die lebenswichtigste Körperregion. Die Hara-Massage wird gegeben, um eine allgemeine, solide Gesundheit zu fördern und die Funktionstüchtigkeit der inneren Organe, vor allem des Verdauungsapparats, zu unterstützen. Sie ist auch eine traditionelle Shiatsu-Behandlung für viele Allgemeinbeschwerden, wie Appetitlosigkeit, Anämie, Durchfall und Verstopfung – wie in Kapitel 9 näher erläutert wird. Ich empfehle ihre regelmäßige Anwendung während der ersten Lebensjahre Ihres Kindes, um eine gesunde Konstitution in seinem späteren Leben zu fördern. Weil das Hara eine «Privatsphäre» darstellt, die Fremde normalerweise nicht berühren, hilft seine Massage, emotionale Sicherheit aufzubauen.

Gesunde Säuglinge und Kleinkinder lieben es, wenn man ihr Bäuchlein in der hier beschriebenen Weise massiert. Jedes Anzeichen von Unwohlsein (das wir nicht mit Ruhelosigkeit verwechseln sollten) während dieser Behandlung, kann auf ein mögliches Problem hinweisen. Wenn Sie eine schmerzempfindliche Stelle oder eine auffällige Schwellung im Bauchbereich feststellen, dann sollten Sie den Kinderarzt zu Rate ziehen.

Die Hara-Massage wird im Osten besonders als Diagnoseverfahren geschätzt. Die Prinzipien der östlichen Hara-Diagnose werden im Kapitel über diagnostische Behandlungen (Seite 92) erläutert und illustriert.

Wärmen Sie Ihre Hände an, indem Sie die Handflächen heftig ein bis zwei Minuten lang aneinanderreiben. Dann legen Sie beide Hände nebeneinander auf den Bauch (Hara) Ihres Kindes und massieren ihn sanft,

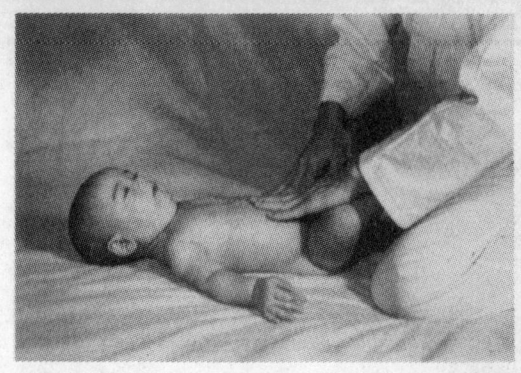

... indem Sie Ihre Hände im Uhrzeigersinn einige Minuten lang um den ganzen Bauchbereich bewegen.

Achtung: Massieren Sie das Hara immer im Uhrzeigersinn, niemals in umgekehrter Richtung.

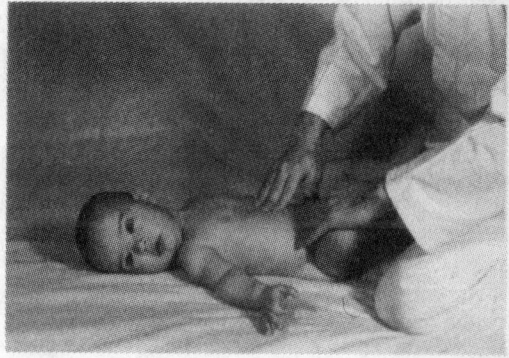

6 Alternative Massagetechniken für ältere Kleinkinder

Dieses Kapitel zeigt Ihnen einige andere Wege, wie man alle oder einige besonders wichtige Meridiane oder Körperzonen behandeln kann. Diese Wege unterscheiden sich insofern von den sanften Streicheltechniken, die in Kapitel 4 über die Grundbehandlung gezeigt wurden, als sie für eine stärkere Anregung sorgen. Die meisten sind abgewandelte Formen der traditionellen Shiatsu-Techniken, die bei Erwachsenen angewendet werden. Bei älteren Säuglingen und jungen Kindern benutzen wir jedoch nicht die Drucktechnik, die für die Behandlung von Erwachsenen typisch ist.

Sie können mit diesen alternativen Techniken beginnen, wenn Ihr Baby vier Monate alt geworden ist und seinen Kopf und seine Schultern für längere Zeit heben und hochhalten kann, während es auf dem Bauch liegt. Zwei der Techniken (Daumen- und Kratztechnik) kann man für eine Ganzkörper-Massage einsetzen. Die anderen sind für die Behandlung spezieller Meridiane und Körperregionen gedacht. Jede wird für einen bestimmten Zweck empfohlen, der jeweils näher erläutert wird.

Ist Ihr Baby erst alt genug, empfehle ich Ihnen, verschiedene alternative Techniken während der täglichen Teil- oder Ganzkörper-Massage gegen das einfache Streicheln auszutauschen. Das erlaubt Abwechslung und zusätzliche Stimulierung. Es kann jedoch Situationen geben, in denen das Streicheln allein sinnvoller ist wegen seines Beruhigungseffekts. Sie selber können am besten beurteilen, was Ihr Kind braucht und verträgt. Folgen Sie Ihrer Intuition. Wenn Sie sich auf das Streicheln beschränken, so können Sie bei einem älteren Säugling ruhig mit ei-

ner «kräftigen Hand» arbeiten. Gleiten Sie die Meridiane auch etwas langsamer entlang.

Die Bedeutung des Blasen-Meridians und der
Rücken-Massage

Wenn Sie diesen Abschnitt durchlesen, werden Sie
bemerken, daß ich Ihnen mehrere Methoden zur
Massage des Blasen-Meridians oder des Rückens als
Ganzem vorschlage. Der Grund dafür ist, daß der
Blasen-Meridian der längste aller Meridiane ist und
viele «assoziierte Punkte» enthält – also Tsubos, die
in Verbindung mit dem Blasen-Meridian ein inneres
Organ oder eine Körperfunktion ansprechen. Die
Zeichnung auf Seite 67 zeigt die Organe und Funktionen, die bei der Massage verschiedener Rückenzonen mit einbezogen werden. Wie Sie sehen, geben
Sie sozusagen eine innere Auffrischung, wenn Sie
den Rücken Ihres Kindes behandeln. Die Rücken-
Massage kann Ihnen außerdem wie die Hara-Massage diagnostische Informationen geben. Mit zuneh-
mender Erfahrung werden Sie lernen, Veränderungen zu entdecken, wie z. B. Verspannungen oder
Schwächen, die ein mögliches Problem in dem Organ
oder der Funktion anzeigen, die mit der betreffenden
Rückenzone assoziiert ist.

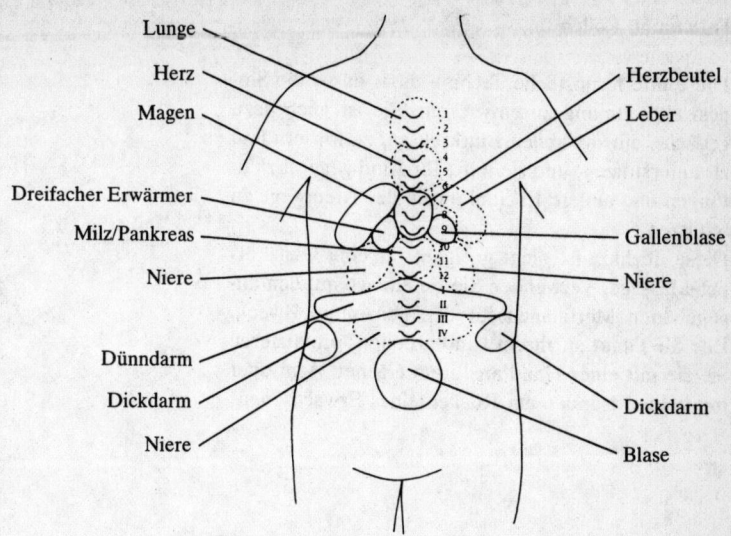

Lunge
Herz
Magen
Dreifacher Erwärmer
Milz/Pankreas
Niere
Dünndarm
Dickdarm
Niere

Herzbeutel
Leber
Gallenblase
Niere
Dickdarm
Blase

Die «Landkarte des Rückens» zeigt die Beziehung bestimmter Rückenzonen zu entsprechenden Organen und Funktionen. Sie wird im Shiatsu als Orientierung sowohl für die Behandlung als auch für die Diagnose von Beschwerden verwendet.

Falten und Rollen

Diese alte fernöstliche Technik dient dazu, die Sinneswahrnehmung zu entwickeln. Sie ist auch dazu gedacht, einen stabilen Blutkreislauf zu fördern und zu unterstützen, und sie hilft, Ihr Kind gegen Erkältungen und andere Erkrankungen der Atemwege zu schützen.

Diese Technik ist nicht geeignet für eine Ganzkörper-Massage. Verwenden Sie sie einfach auf den angegebenen Meridianen für den genannten Zweck. Ehe Sie damit an Ihrem Kind arbeiten, praktizieren Sie sie mit einer Hand an Ihrem eigenen Arm oder mit beiden Händen am Rücken eines Erwachsenen.

Ihr Kind liegt auf dem Bauch. Gebrauchen Sie Daumen, Zeige- und Mittelfinger von beiden Händen. Greifen Sie die Haut so, daß Sie eine Falte über den beiden großen Muskeln auf beiden Seiten der Wirbelsäule Ihres Kindes in Schulterhöhe bilden (äußerer Blasen-Meridian). Dann . . .

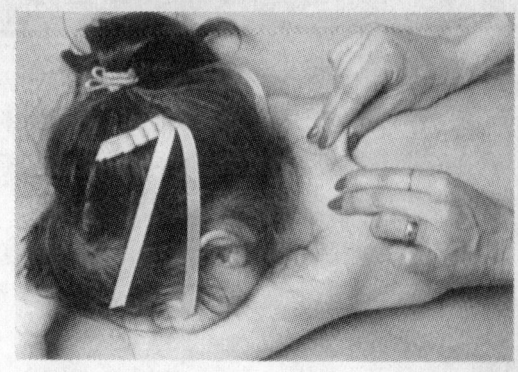

«spazieren» Sie mit Ihren Daumen und Fingern, die Hautfalte sanft rollend, den Rücken hinunter, von den Schultern abwärts bis zu den Hüften. Tun Sie das dreimal.

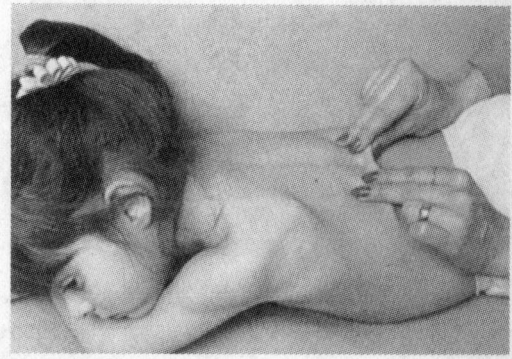

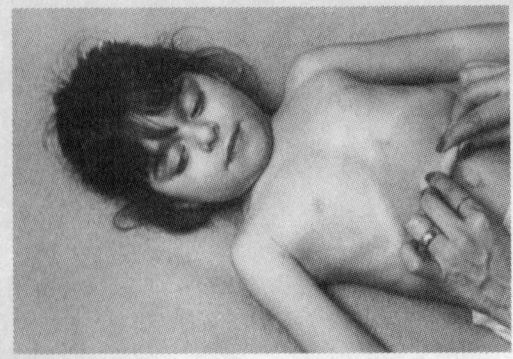

Ihr Kind liegt auf dem Rücken. Verwenden Sie dieselbe Technik des Hautfaltens und -rollens in der Mitte des Bauchs (Dienergefäß-Meridian und Nieren-Meridian) von den Leisten aufwärts . . .

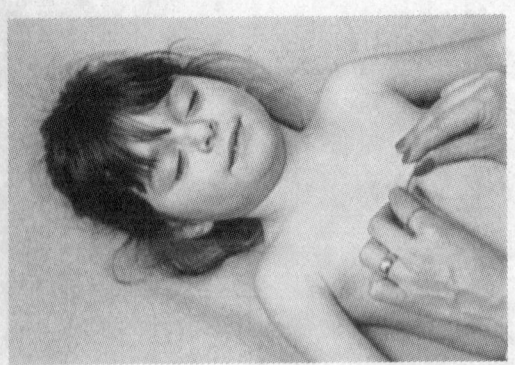

zu den Schultern. Das Ganze dreimal.

Benutzung der Daumen

Obwohl Sie nur sanften Druck ausüben, wenn Sie Ihr Kind auf diese Weise massieren, ist die hier abgebildete Technik eine abgewandelte Form des traditionellen Shiatsu für Erwachsene. Wie die Abbildungen zeigen, arbeiten Sie immer mit dem Daumenballen, niemals mit der Daumenspitze. Halten Sie das erste Glied Ihres Daumens ausgestreckt, so daß es einen Bogen bildet, während Ihre anderen Finger entspannt sind. Selbst in ihrer abgeänderten Form sorgt diese Methode für eine tiefergehende Stimulierung als die anderen in diesem Buch beschriebenen Techniken.

Ich zeige im folgenden, wie der Rücken Ihres Kindes mit beiden Daumen gleichzeitig bearbeitet werden kann, um die Entwicklung der Muskeln und des Bewegungsapparats zu fördern und Wirbelsäulenverkrümmungen vorzubeugen. Sie können mit dieser Technik eine Ganzkörper-Massage geben. Aber benutzen Sie dazu immer nur *einen* Daumen zur gleichen Zeit, und halten Sie Ihr Kind mit Ihrer anderen Hand, entsprechend dem Behandlungsgesetz, das in Kapitel 4 aufgestellt wurde, wonach «eine Hand ruhig liegenbleibt, während die andere sich bewegt». Und wenden Sie diesen Druck nicht am Hara an. Lassen Sie einfach Ihren Daumen langsam in diesem Bereich über die Meridiane gleiten.

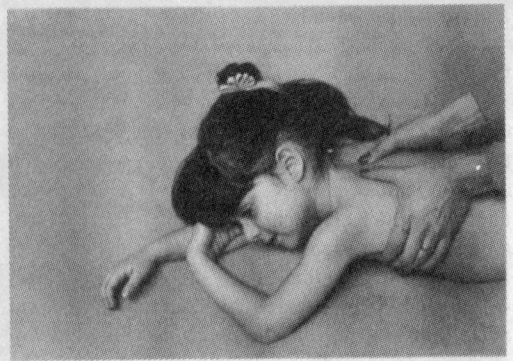

Ihr Kind liegt auf dem Bauch. Legen Sie Ihre Daumen in die Vertiefungen zu beiden Seiten der Wirbelsäule (Blasen-Meridian), und bewegen Sie sie langsam von den Schultern den Rücken abwärts . . .

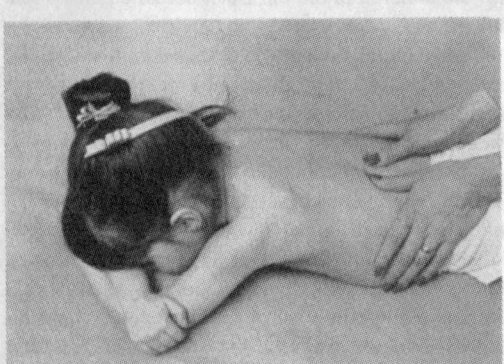

zum Gesäß, wobei Sie alle zwei bis drei Zentimeter den Druck für einige Sekunden auf der Stelle ausüben. Wiederholen Sie dies dreimal. Dann . . .

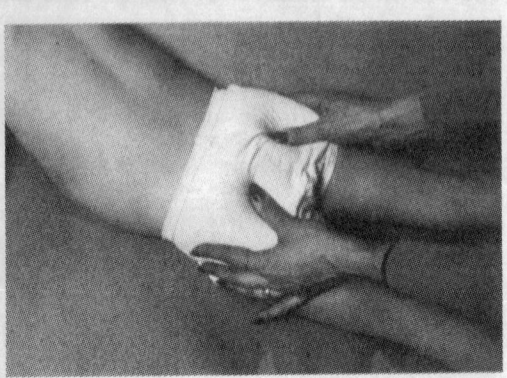

massieren Sie mit zwei Daumen das ganze Gesäß, indem Sie die Daumen simultan etwa drei Minuten lang um die Gesäßhälften herumbewegen.

Kratz-Massage

Im heutigen Japan wird die hier beschriebene Massageart mit Hilfe eines kleinen Instruments ausgeführt. Es besteht aus einem gezackten Metallrad, das zwischen zwei glatten Rädern eingeschlossen ist, die an einem kurzen Griff befestigt sind. Wenn man dieses Gerät einen Meridian entlangrollt, berührt das gezackte Rädchen die Haut, so daß ein leichtes Prikkeln ausgelöst wird, aber keine Spuren zurückbleiben. Ein Klient beschrieb die Empfindung als ein «Kitzeln, das vorbeizischt». Da dieses Gerät im Westen nicht erhältlich ist, müssen Sie, wenn Sie Ihr Kind auf diese Weise massieren wollen, wie die Japaner in früheren Zeiten, Ihre Fingernägel benutzen (natürlich geschnitten und gefeilt).

Um einzuschätzen, wie sich das anfühlt und wieviel Druck man dabei ausüben kann, fahren Sie mit Ihren Fingernägeln auf der Innenseite Ihres eigenen entblößten Arms entlang. Dann testen Sie diese Technik auf dem nackten Rücken Ihres Kindes.

Die folgenden Bilder zeigen, wie man die Behandlung direkt auf dem inneren Blasen-Meridian am Rücken ausführt; sie hat vor allem den Zweck, das autonome Nervensystem anzuregen, welches die unwillkürlichen Körperfunktionen, wie Atmung, Herzschlag und Darmbewegungen, kontrolliert. Sie können auf diese Weise jedoch auch eine vollständige Ganzbehandlung geben, vorausgesetzt, es strengt Sie nicht zu sehr an, Ihre Finger so lange gekrümmt zu halten. Eine Kratz-Massage stimuliert die Meridiane in besonderer Weise.

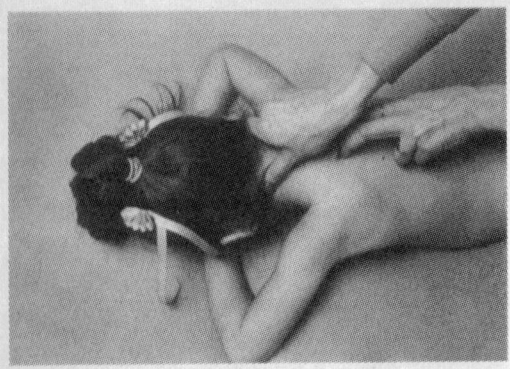

Ihr Kind liegt auf dem Bauch. Legen Sie eine Ihrer Hände an die Schädelbasis, wie hier gezeigt, und üben Sie einen leichten Druck nach oben hin aus. Mit den Nägeln von Zeige- und Mittelfinger der anderen Hand fahren Sie, bei den Schultern beginnend, in den Vertiefungen zu beiden Seiten der Wirbelsäule (Blasen-Meridian) abwärts ...

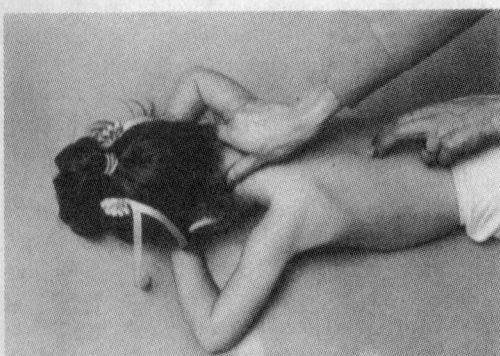

bis zum Ende der Wirbelsäule. Das Ganze zweimal. Dann ...

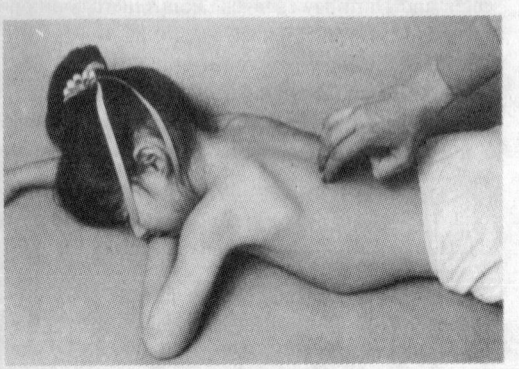

wiederholen Sie dasselbe noch zweimal, indem Sie die Nägel von vier Fingern benutzen, zwei auf der einen und zwei auf der anderen Seite der Wirbelsäule.

Zwei Möglichkeiten, das Windelwechseln zu beleben

Die folgenden beiden Arten der Rücken-Massage sind leichter auszuführen, wenn Sie stehen, während Ihr Kind auf dem Wickeltisch liegt. Deshalb empfehle ich sie für die Zeit beim Windelwechseln. Sie machen Spaß und wirken rasch sehr belebend.

Die erste, bei der Sie Ihren Unterarm benutzen, stellt eine weitere traditionelle Shiatsu-Technik dar, die hier für Säuglinge und kleine Kinder abgewandelt wurde. Beachten Sie, daß Sie Ihre Hand an der Handwurzel zurückbiegen und Handteller und Finger entspannen, so daß die Muskeln Ihres Unterarms relativ weich sind.

Die zweite ist eine allgemeine Massagetechnik, die auf der ganzen Welt verwendet wird, um große Körperflächen in kürzester Zeit zu beleben. In diesem Fall können Sie den Energiefluß in den Meridianen ignorieren.

Ihr Baby liegt auf dem Bauch mit dem Kopf in Ihre Richtung. Legen Sie Ihre linke Hand unter seine Brust (oder die rechte Hand, wenn Sie Linkshänder sind), und halten Sie es so, wie hier gezeigt. Streichen Sie mit Ihrem anderen Unterarm seinen Rükken von den Schultern bis zu seinen Fußgelenken hinab; zuerst auf der einen, dann auf der anderen Seite. Das Ganze abwechselnd auf jeder Seite dreimal. Versuchen Sie eine angenehme, stetige und gleitende Bewegung beizubehalten. Sie massieren dabei den Lenkergefäß-, den Blasen- und Gallenblasen-Meridian.

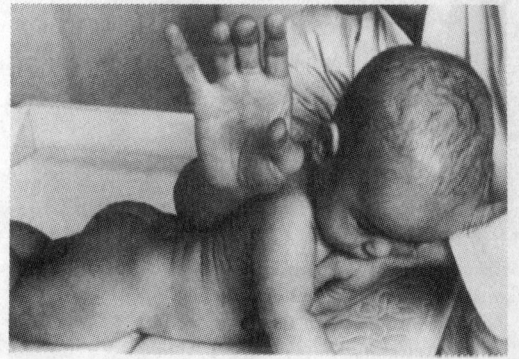

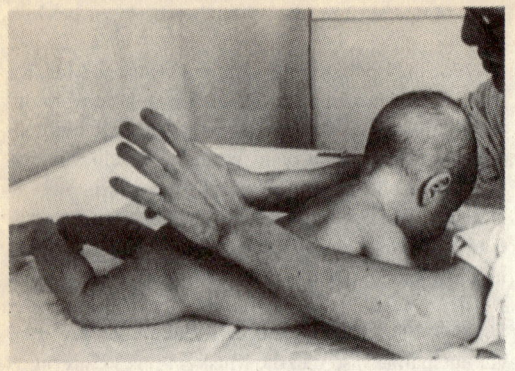

Mit Ihrem Baby in derselben Position benutzen Sie beide Hände, um rhythmisch zuerst abwärts,

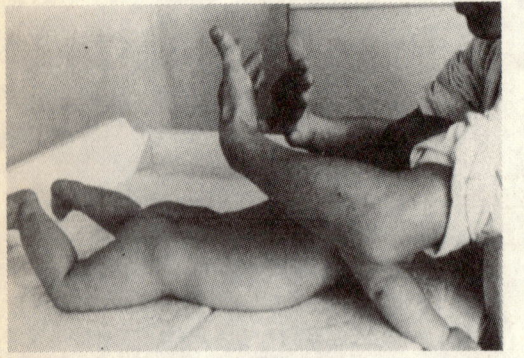

... dann aufwärts den ganzen Rücken entlangzufahren (dieselben Meridiane wie vorher). Machen Sie das Ganze sechsmal oder öfter, wobei Sie während der Massage Ihren Körper aus der Hüfte vor und zurück bewegen.

Achtung: Die Füße Ihres Kindes sollten zur Wand liegen, an die der Wickeltisch gestellt ist, so daß es nicht in diese Richtung herunterfallen kann. Nach vorne und zu den Seiten schützen es Ihr Körper und Ihre Arme.

Drei Routinebehandlungen, wenn Sie auf einem Stuhl sitzen

Manchmal gebe ich Behandlungen in einer anderen Stellung, als sie meine Schüler kennen: auf einem Stuhl. Die hier gezeigten drei Routinebehandlungen sind für Anwendungen in dieser Stellung gedacht.
Die ersten beiden sind eine spielerische Methode, den Blasen-Meridian zu beleben. Säuglinge und kleine Kinder finden den Rhythmus dieser Behandlung höchst anregend.
Die dritte Routinebehandlung wird sehr geschätzt, weil man sie überall anwenden kann, selbst wenn Sie mit Ihrem Kind in einem Bus fahren. Obwohl das hier abgebildete Baby nackt ist, brauchen Sie Ihr Kind für diese Behandlung nicht auszuziehen. Nebenbei bemerkt, ist die Anregung des Blasen-Meridians ein traditionelles östliches Mittel gegen Reizbarkeit, Magenschmerzen und Schluckauf. Ich empfehle es auch als eine wirksame Hilfe, das Kind zum Aufstoßen zu bringen.

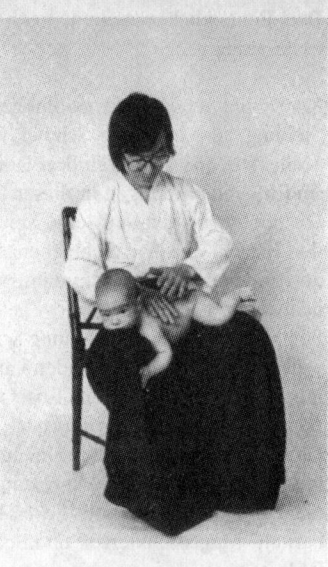

Ihr Kind liegt bäuch-
lings quer über Ihrem
Schoß. Reiben Sie die
ganze Breite seines
Rückens von den
Schultern bis zu den
Oberschenkeln zuerst
mit einer Hand, dann
mit der anderen. Es
sollte jeweils nur eine
Hand auf dem Kind
sein. Massieren Sie es
auf diese Weise zwei,
drei Minuten lang, und
beschleunigen Sie
langsam die Behand-
lung.

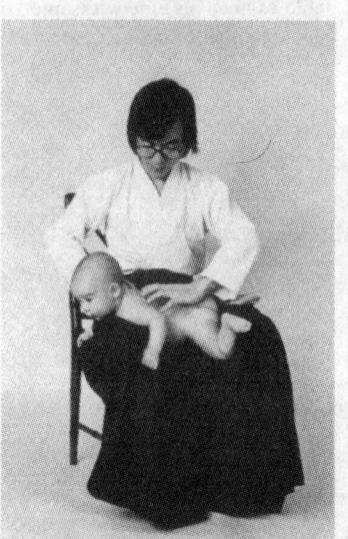

Dies ist eine Abwand-
lung der vorhergehen-
den Behandlung. Sie
sind in derselben Stel-
lung. Fahren Sie mit
den Fingernägeln
leicht auf beiden Sei-
ten der Wirbelsäule
abwärts (Blasen-Meri-
dian), wobei Sie zuerst
die eine, dann die an-
dere Hand wie zuvor
benutzen, und be-
schleunigen Sie das
Ganze allmählich.

Halten Sie Ihr Kind wie hier zu sehen in einem Arm, so daß es auf Ihrer Hand sitzt und seinen Kopf gegen Ihre Schulter lehnt. Sein Körper sollte vom Kopf bis zu den Lenden gerade und schräg abwärts geneigt gehalten werden. Schaukeln Sie es in dieser Stellung einige Minuten lang. Dann streichen Sie, während Sie Ihr Kind weiterschaukeln, mit Ihrer freien Hand den ganzen Rücken abwärts von den Schultern bis zu den Schenkeln. Das Ganze mehrmals.

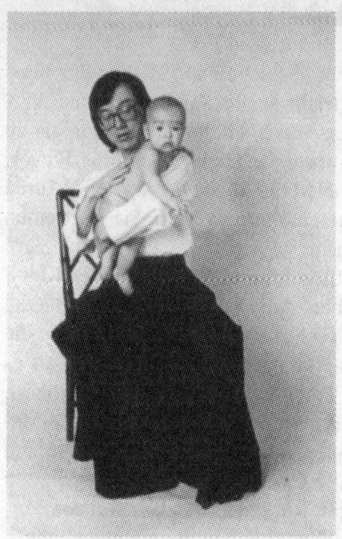

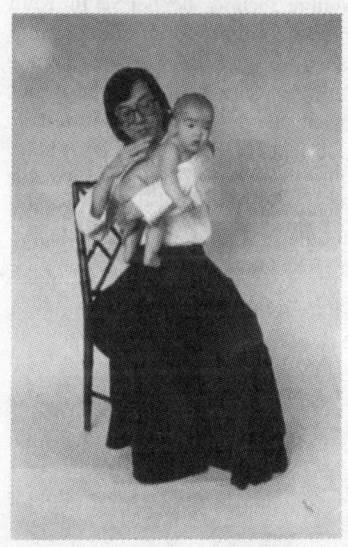

Kenbiki-Rücken-Massage

Kenbiki – das heißt «Schieben und Ziehen der Muskeln» – ist eine traditionelle Shiatsu-Technik, Verspannungen in verschiedenen Teilen des Körpers zu lösen. Dabei benutzen Sie Daumen und die Finger, umgreifen und kneten die Muskeln, so wie Sie Ihren Wadenmuskel kneten würden, wenn Sie dort einen Krampf bekämen.

Wenn Sie dem Rücken eines Säuglings oder Kleinkinds Kenbiki geben, dann fassen und kneten Sie die Muskeln natürlich sehr sanft. Dabei bewegen Sie die Muskeln und das Körpergewebe stets stärker, als es mit den anderen Techniken in diesem Buch möglich ist. Bei diesem Verfahren regen Sie die Rücken-Meridiane an (und alle damit verbundenen Organe und Funktionen), und Sie sorgen für einen entspannten Zustand des ganzen Rückens, so daß er frei von Verkrampfungen ist. Kinder lieben diese Behandlung.

Kenbiki ist eine weitere Technik, bei der Sie Ihr Kind nicht ausziehen müssen. Immer wenn Sie das Kind auf dem Arm haben, können Sie sie anwenden – beim Spaziergang, wenn Sie im Supermarkt an der Kasse anstehen, wenn Sie auf den Bus warten usw. Es ist auch eine geschickte Methode, dem Baby beim Aufstoßen zu helfen. Wenn Sie Kenbiki zum Aufstoßen benutzen, beachten Sie besonders jenen Teil des Rückens, der den Shiatsu-Therapeuten als «Magenzone» bekannt ist (Abbildung Seite 67).

Während Sie Ihr Kind mit einem Arm halten, so daß es an Ihrer Schulter lehnt, benutzen Sie Ihre andere Hand für das Kenbiki auf den großen Muskeln zu beiden Seiten der Wirbelsäule (äußerer Blasen-Meridian) von den Schultern abwärts . . .

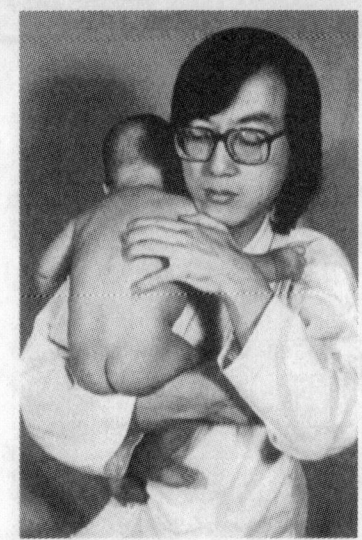

zum Gesäß. Machen Sie das Ganze dreimal. Dann . . .

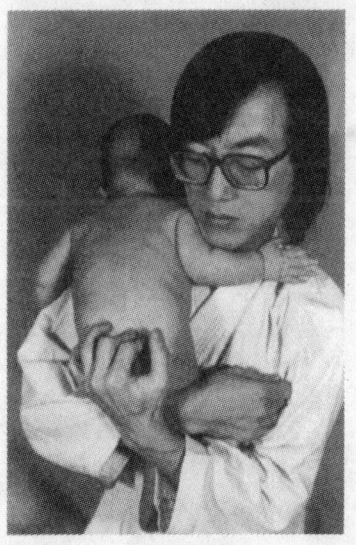

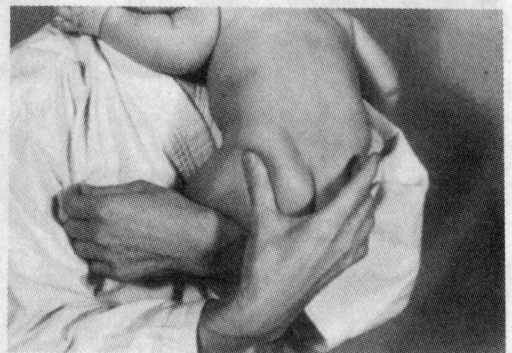

kneten Sie, wie abge-
bildet, beide Pobacken
gleichzeitig mit Dau-
men und Fingern ein
bis zwei Minuten lang.

7 Diagnostische Behandlungen

Sie sind bereits mit einigen Techniken vertraut gemacht worden, die Ihnen diagnostische Informationen liefern. Für den erfahrenen Shiatsu-Behandler ist jede Behandlungstechnik eine Quelle solcher Informationen. Umgekehrt wird keine Routinebehandlung für die Diagnose allein verwendet. Von den sechs Verfahren dieses Kapitels haben alle bis auf eine neben ihren diagnostischen Funktionen noch mehrere andere Vorzüge, die wir noch näher besprechen werden.

Über östliche Diagnose

Das Wort «Diagnose» hat in der traditionellen östlichen Medizin eine weiter gefaßte Bedeutung als in der medizinischen Praxis des Westens. Dabei geht es nicht nur darum, herauszufinden, was einem sichtbar erkrankten Menschen fehlt. Die östliche Diagnose schließt auch die Suche nach möglichen Problemen ein, die für das westliche Auge noch nicht erkennbar sind. Da sie oft Zustände aufdeckt, die noch keinen ernst zu nehmenden Grad erreicht haben und die sich mit Hilfe natürlicher Maßnahmen wie richtiger Ernährung, Übungen oder Massage von selbst korrigieren, stellt sie ein wirksames Mittel der Gesundheitsvorsorge dar.

Die Subtilität östlicher Diagnose ist für Kleinkinder sehr bedeutsam. Ihren körperlichen Zustand zu diagnostizieren ist besonders schwierig, weil ihre Körper so klein sind, sie nicht sprechen können und sich ihr Zustand innerhalb kurzer Zeit drastisch ändern kann.

Es gibt viele östliche Sprichwörter über die Kunst, den Gesundheitszustand eines Kleinkinds zu bestimmen. Eines heißt: «Ein durchschnittlicher Arzt kann einen erwachsenen Mann diagnostizieren und heilen; man braucht einen besseren Arzt, um eine erwachsene Frau zu diagnostizieren und zu heilen; nur der beste Arzt kann ein Kleinkind diagnostizieren und heilen.» Ein anderes Sprichwort betont, daß nichts über die Erkenntnisse der elterlichen Fürsorge geht: «Die Mutter von drei gesunden Kindern ist eine größere Expertin für die Gesundheit von Kindern als der beste Arzt.»

Indem Sie Shiatsu als Diagnose verwenden, behandeln Sie gleichzeitig, und dasselbe gilt umgekehrt. Ihre Hände machen Sie wachsam für alles, was zu Beschwerden führen könnte, und zur gleichen Zeit helfen Sie, diese abzuwehren. Das ist die ganzheitliche Einstellung zur Gesundheit.

Die hier gezeigten sechs Verfahren bieten einen Weg, dem Wohlbefinden Ihres Kindes tagtäglich auf der Spur zu bleiben. Alle sechs können risikolos angewendet werden, sobald der Nabel des Babys abgeheilt ist. Wenn Sie sie regelmäßig anwenden, können Sie feinste Veränderungen im Zustand Ihres Sprößlings genau erkennen, die eine Änderung der täglichen Pflege verlangen. Sie werden auch frühzeitig auf jedes organische oder andere Problem aufmerksam, das einer ärztlichen Hilfe bedarf. Dieses Kapitel soll Ihnen behilflich sein, besser zu beurteilen, wann Sie einen Arzt aufsuchen, was Sie zu ihm sagen sollen und wie Sie kenntnisreicher mit dem medizinischen Personal zusammenarbeiten können.

Diagnose der Fontanelle

Oft haben Eltern unnötigerweise Angst, die Fontanelle ihres Säuglings oder den «weichen Punkt» zu berühren – jene Stelle am Scheitel, an der die Knochen noch nicht zusammengewachsen sind und die von einer elastischen Membran bedeckt ist. Man kann das Kind nicht verletzen, wenn man diese Stelle leicht berührt, wie es hier gezeigt wird. Diese Körperstelle muß häufig rauhe, aber harmlose Stöße durch die Eigenbewegungen des Kindes aushalten.

Die folgende Methode ist die einzige, die ausschließlich für die Diagnose verwendet wird. Sie ist ein einfaches, wirksames Mittel, den Gesundheitszustand des Säuglings zu verfolgen, bis sich die Fontanelle etwa in der Zeit ab dem neunten Monat bis zum zweiten Lebensjahr schließt. Wenn Sie die Diagnose mehrmals täglich machen, werden Sie bald ein Experte darin, jede unsichtbare Abweichung vom Normalzustand zu erkennen. Solche Abweichungen, die Sie ertasten können, und ihre Bedeutung sind:

1. Wenn der Puls an der Fontanelle unregelmäßig oder ungewöhnlich stark oder schwach ist, kann es sein, daß das Baby sich eine Krankheit zuziehen wird. Achten Sie jetzt auf andere Anzeichen, die unter Umständen Ihre eigene oder ärztliche Hilfe erfordern.

2. Wenn die Membran über dieser Stelle konkav (eingesunken) ist, deutet das auf Austrocknung hin. Das Baby muß mehr Flüssigkeit erhalten oder mehr Flüssigkeit zurückhalten. Dies ist ein Hinweis, Durchfälle ernst zu nehmen. Wenn andererseits die Membran konvex (ausgebeult) ist, bekommt das Kind zuviel Flüssigkeit oder hält zuviel Flüssigkeit zurück, was unter Umständen durch Überfütterung bedingt sein kann. Wenn jede dieser Erscheinungen länger anhält (länger als drei bis vier Stunden), ziehen Sie Ihren Arzt hinzu.

3. Wenn sich diese Stelle heiß anfühlt, ist das Baby müde, hungrig, oder es kündigt sich Fieber an. Ihr gesunder Menschenverstand wird Ihnen sagen, was der Fall ist.

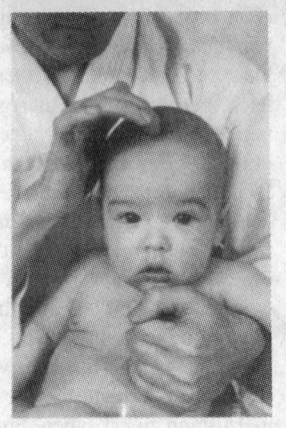

Legen Sie etwa dreißig Sekunden lang zwei Finger einer Hand leicht auf die Fontanelle, und beobachten Sie die Qualität des Pulses und den Zustand der Membran, die diese Stelle abdeckt. Bei einem gesunden Kind ist der Puls regelmäßig und leicht zu ertasten, aber nicht sehr stark. Die Membran bildet eine straffe, ebene Oberfläche; weder sinkt sie ein, noch wölbt sie sich sichtbar vor. Nachdem Sie den Puls und die Membran einige dutzendmal kontrolliert haben, werden Sie ein sicheres Gefühl dafür entwickeln, was ihr üblicher oder normaler Zustand ist und was nicht.

Die Ausrichtung der Wirbelsäule überprüfen

Wenn ein Kind auf seinem Bauch ausgestreckt liegt, ist seine Wirbelsäule normalerweise der Länge nach sanft gebogen, wie es die folgende Zeichnung zeigt. Sie ist jedoch nach keiner Seite zu gekrümmt. Die tägliche Anwendung der hier gezeigten Behandlungsmethode wird Sie befähigen, jede Abweichung von der normalen Ausrichtung festzustellen; eine allfällige Deformation sollten Sie mit dem Arzt besprechen. Für die Behandlung geringfügiger Deformationen lesen Sie die Seiten 71–72, 90–91, 96, 121 und 154. Diese Routinebehandlung regt auch – zusammen mit dem Blasen-Meridian – den Lenkergefäß-Meridian an, der das autonome Nervensystem kontrolliert. Sie wird deshalb im Osten seit jeher verwendet, um die Ausbildung dieses Nervensystems zu fördern; und sie ist ein diagnostisches Verfahren.

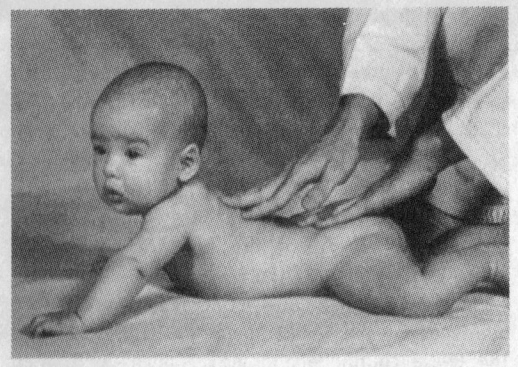

Vergewissern Sie sich, daß Ihre Hände warm sind. Während Ihr Kind auf dem Bauch liegt, legen Sie beide Hände, und zwar eine hinter die andere, wie abgebildet, auf den Rücken und streichen sanft die Wirbelsäule abwärts (Lenkergefäß-Meridian) von den Schultern . . .

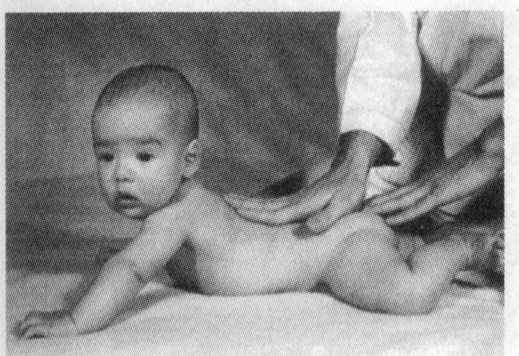

zu den Hüften. Wiederholen Sie dies mehrmals. Wenn Sie wollen, können Sie etwas Babyöl auf Ihre Hände geben.

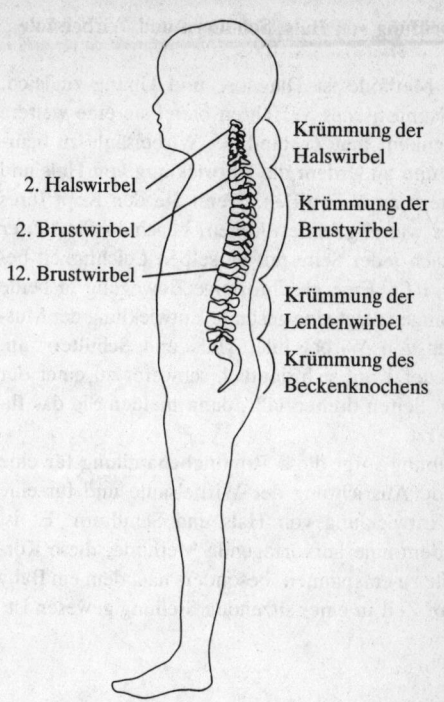

2. Halswirbel

2. Brustwirbel

12. Brustwirbel

Krümmung der
Halswirbel

Krümmung der
Brustwirbel

Krümmung der
Lendenwirbel

Krümmung des
Beckenknochens

Normale Längskrümmung der Wirbelsäule, von der Seite
gesehen. Jede Abweichung davon oder seitliche Ausbie-
gung sollte mit dem Arzt besprochen werden.

Überprüfung von Hals, Schultern und Wirbelsäule

Diese Methode ist Diagnose und Übung zugleich. Als diagnostisches Verfahren bietet sie eine weitere Möglichkeit, den Zustand der Wirbelsäule zu beurteilen und außerdem die Entwicklung von Hals und Schultern zu überprüfen. Wenn Sie den Kopf Ihres Kindes wie abgebildet drehen, beachten Sie, ob er sich nach jeder Seite mit derselben Leichtigkeit bewegen läßt. Eine gleichförmige Bewegung in beide Richtungen zeigt eine gesunde Entwicklung der Muskulatur von Wirbelsäule, Hals und Schultern an. Wenn der Kopf sich deutlich schwerer zu einer der beiden Seiten drehen läßt, dann melden Sie das Ihrem Arzt.

Als Übung sorgt diese Routinebehandlung für eine gesunde Ausrichtung der Wirbelsäule und für eine gute Entwicklung von Hals und Schultern. Es ist außerdem eine hervorragende Methode, diese Körperteile zu entspannen, besonders nachdem ein Baby längere Zeit in einer sitzenden Stellung gewesen ist.

Ihr Kind liegt auf dem Rücken. Nehmen Sie seinen Kopf in beide Hände, wie hier gezeigt, mit Ihren Fingern an der Seite und Rückseite des Kopfes und Ihren Daumen an seinen Schläfen.

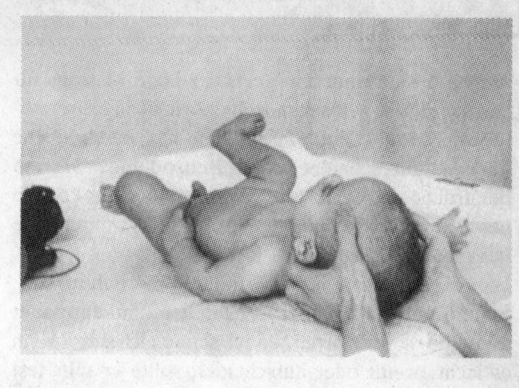

Drehen Sie sanft seinen Kopf nach der einen, dann nach der anderen Seite, wobei Sie den Kopf beim Drehen leicht anheben, so daß er sich aufwärts, abwärts und zu den Seiten in einem weichen Bogen bewegt. Machen Sie dies mehrmals nach jeder Seite. Bewegen Sie dabei Ihren ganzen Oberkörper, nicht nur Ihre Hände und Arme.

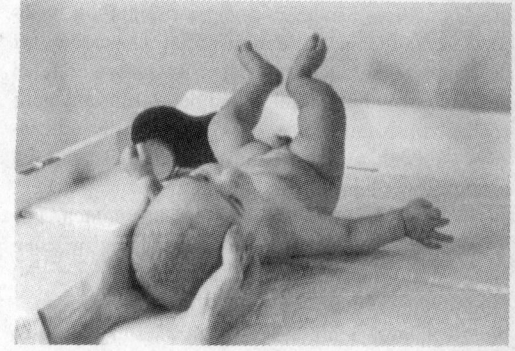

Hara-Diagnose

Wegen des besonderen Werts der Hara-Massage für therapeutische Aussagen stellten wir sie in einem früheren Kapitel (Seite 62) dar. Die hier beschriebene Technik unterscheidet sich als Behandlung etwas von der früher empfohlenen Methode, aber Sie können beide kombinieren und diagnostizieren, während Sie behandeln.

Ein gesundes Kind hat ein schönes, elastisches Hara. Wenn Ihr Kind auf dem Rücken liegt und entspannt ist, sollte dieser Körperbereich sehr weich sein. Wenn es lacht, weint oder ausscheidet, sollte er sehr fest sein. Ein Unterleib, der hervorsteht, während das Kind auf dem Rücken liegt, und der trotzdem keine Muskelspannung aufweist, deutet auf Verdauungsprobleme hin, seien es nun kurzfristige oder länger anhaltende.

Wenn Sie sich damit vertraut gemacht haben, wie sich das Hara Ihres Kindes normalerweise anfühlt, während Sie es massieren, dann werden Sie sensibel für die feinen Signale. Gibt es Zonen am Bauch, die sich nicht so entspannt anfühlen und bei Berührung mehr nachgeben als das übrige Hara? In der östlichen Diagnose werden solche Zonen als Schlüsselstellen zu inneren Organen und Körperfunktionen angesehen, die nicht so gesund sind, wie sie sein könnten. Die Zeichnung auf Seite 94 zeigt die Beziehung zwischen bestimmten Hara-Zonen und inneren Organen und Funktionen.

Wenn Sie diese Schlüsselstellen zur Gesundheit Ihres Kindes kennen, können Sie ohne weiteres ernstlichen Beschwerden durch die Anwendung natürlicher Mittel vorbeugen: durch Shiatsu und durch richtige Ernährung. Wenn Sie jedoch den begründeten Verdacht haben, daß ein organisches oder funktionales Problem vorliegt, dann holen Sie sich ärztlichen Rat. Je früher ein Problem entdeckt wird, desto leichter kann man es heilen.

Vergewissern Sie sich, daß Ihre Hände warm sind. Während Ihr Kind auf dem Rücken liegt, umfassen Sie eines seiner Knie mit einer Hand und reiben sanft mit der Innenfläche Ihrer anderen Hand im Uhrzeigersinn mehrere Minuten lang um das ganze Hara herum. Dann . . .

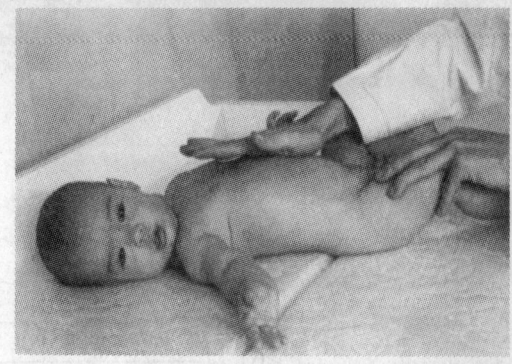

tun Sie dasselbe mit Ihren Fingerspitzen. Schließlich . . .

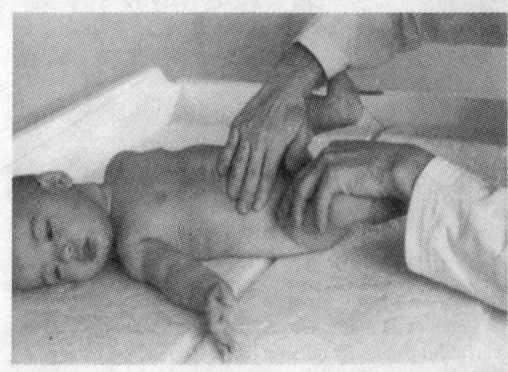

wiederholen Sie die Übung nur mit ihrem Zeigefinger. Nehmen Sie dafür Öl, wenn Sie wollen.

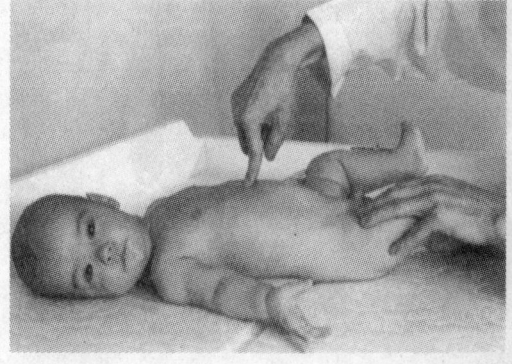

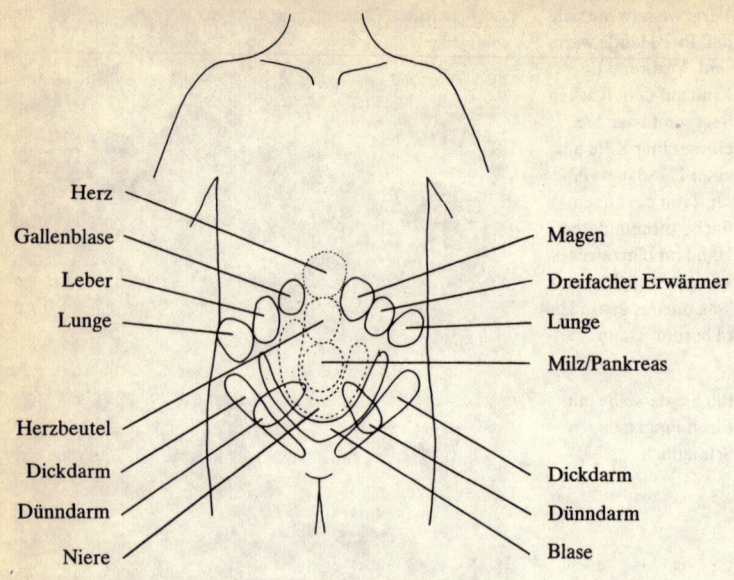

Herz
Gallenblase
Leber
Lunge

Magen
Dreifacher Erwärmer
Lunge
Milz/Pankreas

Herzbeutel
Dickdarm
Dünndarm
Niere

Dickdarm
Dünndarm
Blase

Die Lage der Hara-Zonen in Beziehung zu spezifischen Organen und Funktionen. Auffallende Spannungen oder Versteifungen in irgendeiner dieser Zonen lassen auf eine Schwäche des damit verbundenen Organs oder der Funktion schließen.

94

Überprüfung der Hirnschale

Eine gesunde Hirnschale wölbt sich glatt und eben-
mäßig, hat keine auffallend flachen Stellen an den
Seiten und am Hinterkopf und weist symmetrisch
entwickelte linke und rechte Hälften auf. Die hier
gezeigte Behandlung ist eine Möglichkeit zu erkennen, ob sich die Schädeldecke Ihres Kindes eben-
mäßig entwickelt. Achten Sie darauf, daß es nicht zu
häufig in nur einer Stellung schläft, und überprüfen
Sie den Zustand der Schädeldecke, wenn es hingefal-
len ist. Jede deutlich wahrnehmbare Verformung, die
Sie entdecken, sollten Sie Ihrem Arzt melden.

Diese Behandlungsmethode hat auch therapeutische
Zwecke. Nach einer schwierigen Geburt ist das sanfte Kopf-Shiatsu, wenn es regelmäßig gegeben wird,
ein Weg, den Schädel eines Säuglings in eine gute
Form zu bringen. Es fördert das Haarwachstum, hilft
gegen Schmerz infolge kleinerer Unfälle und trägt zu
einem Gefühl der Sicherheit bei. Versuchen Sie also
dieses Procedere, wenn Ihr Kind unruhig, quengelig
oder ängstlich ist.

Wärmen Sie Ihre Hän-
de an, indem Sie sie
ein bis zwei Minuten
lang heftig aneinan-
derreiben. Das Baby
liegt auf dem Bauch,
mit dem Gesicht Ihnen
zugekehrt. Benutzen
Sie beide Hände, um
seinen Kopf sanft vom
Scheitel bis zum Kinn
abwärts zu reiben. Das
Ganze vier- oder fünf-
mal.

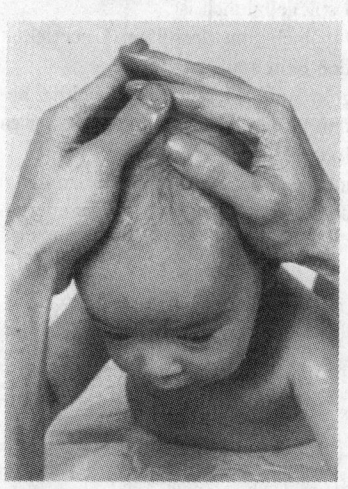

Diagnose der Hüftgelenke

Die folgende Behandlung ist sowohl ein diagnostisches Mittel, Probleme der Hüftgelenke zu entdek-
ken, als auch eine Übung, möglichen späteren Deformationen, die die Wirbelsäule in Mitleidenschaft ziehen können, vorzubeugen. Außerdem erleichtert sie
dem Kind das Laufenlernen.

Wenn Sie diese Methode ausüben, wenden Sie niemals Druck an, sondern führen Sie die Knie Ihres
Kindes nur so weit in die angegebenen Richtungen,
wie Sie mühelos der Bewegung folgen können. Sie
sollten dabei das Gefühl haben, als ob das Kind seine
Beine selber bewegt. Hören Sie mit der Bewegung
auf, sobald Sie irgendeinem Widerstand oder einem
Anzeichen von Unwohlsein begegnen.

Lassen Sie sich von Ihrem Arzt über die Möglichkeit
von Hüftgelenksbeschwerden aufklären, wenn Sie
eine der folgenden Erscheinungen entdecken:

1. Die Knie Ihres Kindes lassen sich nicht gleichmäßig nach oben bewegen und mit gleicher Ge-
   schmeidigkeit gegen die Brust führen, so daß ihre
   Stellung nicht spiegelbildlich ist.
2. Die Knie fallen nicht mit derselben Leichtigkeit
   nach den beiden Seiten auseinander.
3. Beide gebeugten Knie oder eines der beiden berühren nicht den Boden, wenn sie nach den Seiten
   zu geöffnet sind.
4. Die Hüftgelenke sind nicht in einer horizontalen
   Linie ausgerichtet, wenn die Fersen aneinanderge-
   legt werden.

Ihr Kind liegt auf dem Rücken. Umgreifen Sie seine Knie mit den Händen und führen Sie sie vorsichtig nach oben gegen seine Brust, wie hier gezeigt. Machen Sie dies mehrmals, und beobachten Sie dabei, ob sich beide Knie mit derselben Leichtigkeit gegen die Brust führen lassen und dort in gleicher Höhe sind. Dann . . .

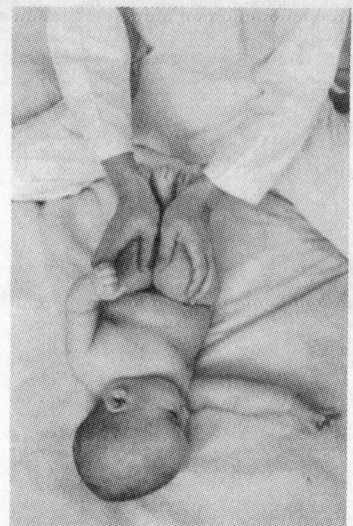

öffnen Sie die Knie nach den Seiten hin, wobei sie teilweise gebeugt und etwas unterhalb der Hüften gehalten werden. Dabei überprüfen Sie, ob die Knie den Boden berühren. *Üben Sie keinen Druck aus, sondern führen Sie die Knie.* Machen Sie das Ganze dreimal. Als nächstes . . .

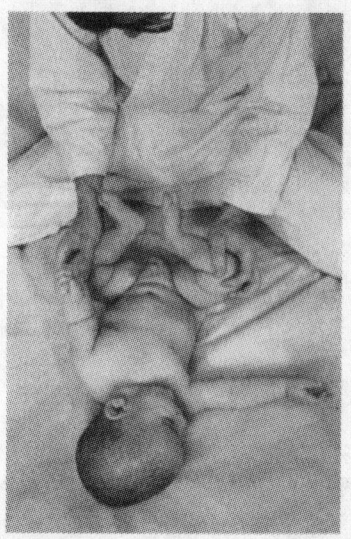

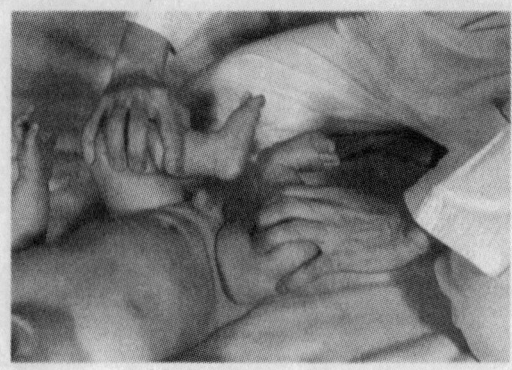

beugen Sie mehrere Minuten lang bei leicht geöffneten Knien abwechselnd zuerst ein Bein, dann das andere, so als ob Ihr Baby radfährt oder geht. Schließlich . . .

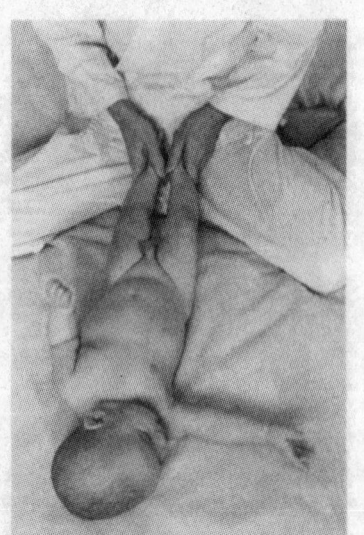

lassen Sie Ihre Hände hinab zu den Fußgelenken gleiten, ziehen sanft die Beine gerade und überprüfen, ob die Hüftgelenke in einer horizontalen Geraden sind, wenn die Fersen nebeneinander liegen. Machen Sie das mehrmals.

Achtung: Üben Sie niemals Druck aus. Unterbrechen Sie jede Bewegung, wenn irgendein Widerstand oder Anzeichen auftritt, daß Ihr Kind sich unwohl fühlt.

8 Shiatsu-Übungen aus Freude am Spiel und für das Wachstum

Die folgenden Bewegungen sind Möglichkeiten, mit dem Kind mehr Spaß zu erleben und gleichzeitig die Vorteile des körperlichen Spiels für das Wachstum von Säuglingen und kleinen Kindern zu nutzen. Es handelt sich dabei nicht um traditionelle Shiatsu-Übungen oder japanische Techniken. Ich habe sie vielmehr aus dem Spiel mit meinem Sohn heraus entwickelt. Alle enthalten sie jedoch die traditionellen Shiatsu-Regeln. Wie Sie bemerken werden, spiegeln sie Bewegungen wider, mit denen Eltern auf der ganzen Welt mit ihren Kindern zu spielen pflegen.

Wie die Shiatsu-Massage sind die Shiatsu-Übungen dazu bestimmt, die Meridiane durch Dehnung und andere Mittel anzuregen, um einen ausgeglichenen Energiefluß im ganzen Körper zu erreichen. Damit helfen Sie Ihrem Kind, einen guten allgemeinen Gesundheitszustand zu bewahren und Krankheiten fernzuhalten. Die Übungen fördern auch eine gesunde Entwicklung des Knochengerüsts und tragen zur Bildung eines stabilen Gleichgewichtssinns bei, bei dem die Kontrolle der Körperbewegungen im Hara zentriert ist. Zusätzlich haben viele Übungen, die ich hier bespreche und demonstriere, weitere spezifische Vorzüge, die noch erklärt werden.

Die Übungen sind in drei Gruppen unterteilt: Regelmäßige Dehnungsübungen, akrobatische Übungen und Spiele auf dem Stuhl. Obwohl fast alle in der einen oder anderen Form das Dehnen verschiedener Meridiane einschließen, unterscheiden sich die Übungsgruppen hinsichtlich des Bewegungsgrads und des Ortes, an dem sie ausgeführt werden.

Sie können mit jeder beliebigen Routineübung beginnen, sobald Ihr Kind seinen Kopf und seine Schultern heben und längere Zeit hochhalten kann, wenn es auf dem Bauch liegt. Wenn Ihr Kind dieses Entwicklungsstadium erreicht hat, empfehle ich, daß Sie mindestens zehn Minuten am Tag – oder mehr, wenn möglich – diesem aktiven Spielen widmen. Ich bringe mit Absicht eine Vielzahl von Routineübungen, so daß Sie wählen und überspringen können. Einige sind als Ersatz für die Übungen zum Anregen verschiedener Meridiane vorgesehen und können in Ihr regelmäßiges Massageprogramm eingebaut werden.

Aus einigen wenigen der hier gezeigten Aktivitäten wird ein Kind in seinem ersten Lebensjahr herauswachsen. Zum Beispiel wird es keine Spiele zum Aufstehen, Herumgehen und Sitzen wollen (oder benötigen), wenn es diese Fertigkeiten erst einmal beherrscht. Aber die meisten der folgenden Routineübungen werden für Kinder bis zum dritten Lebensjahr ansprechend und nützlich sein. Gebrauchen Sie Ihren gesunden Menschenverstand und Ihre Erfahrung, um zu entscheiden, welche für die verschiedenen Entwicklungsphasen am angemessensten sind. Und vor allem: betonen Sie das Spielerische.

Was Sie tun: Legen Sie
Ihr Kind auf den Rük-
ken, und lassen Sie es
Ihre Daumen greifen.
Schließen Sie Ihre
Hände locker um seine
Fäuste. Dann . . .

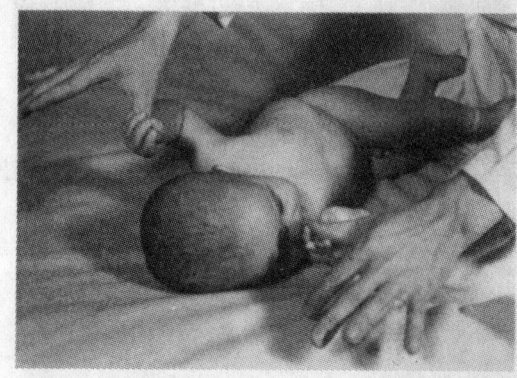

strecken Sie seine
Arme, während es ein-
atmet, so daß sich sein
Brustkorb weitet.
Wenn . . .

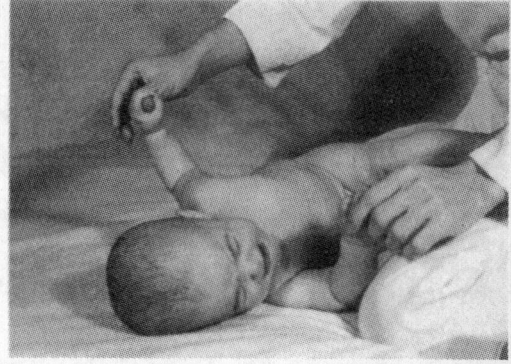

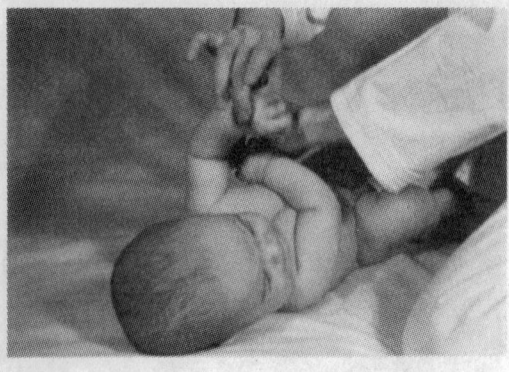

es ausatmet, kreuzen Sie seine Arme schmiegsam über der Brust, um den Brustraum zu schließen. Wiederholen Sie das Ganze etwa drei Minuten.

Achtung: Der Säugling wird Ihre Daumen loslassen, wenn er aus irgendeinem Grund diese Bewegung nicht mag. Hören Sie dann sofort auf.

Wozu? Diese Übung unterstützt eine gesunde Entwicklung der Lungen und beugt Erkältungen und anderen Erkrankungen der Atemwege vor. Sie kräftigt auch Schultern und Arme.

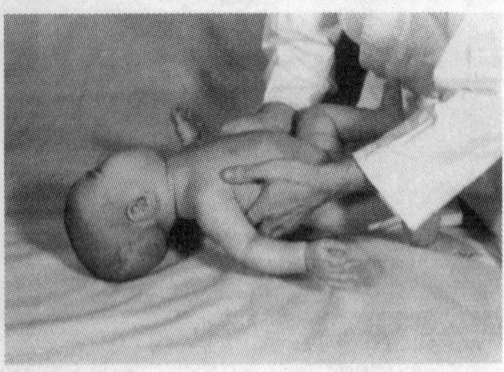

Was Sie tun: Ihr Kind liegt auf dem Rücken. Legen Sie die vier Finger jeder Hand unter seine Achselhöhle, wie hier gezeigt, und heben Sie seinen Rumpf ein paar Zentimeter hoch. Dann lassen Sie seinen Körper zwischen Ihren Händen auf den Boden oder den Wickeltisch zurückgleiten. Wiederholen Sie dies drei- bis viermal.

Wozu? Diese Übung dehnt alle Muskeln und Meridiane am Rumpf und ermutigt zu freier Bewegung von Armen und Beinen. Sie ist besonders nützlich, wenn ein Kind längere Zeit in einer Tragetasche oder einem Wagen gelegen hat.

Was Sie tun: Falten Sie ein dünnes Tuch zu einem Streifen von fünf bis sechs Zentimetern Breite. Während Ihr Kind auf dem Rücken liegt, heben Sie seinen Rumpf mit dem Tuch einige Zentimeter an und . . .

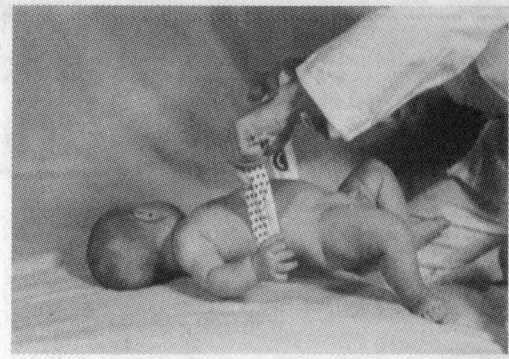

drehen es auf die eine Seite,

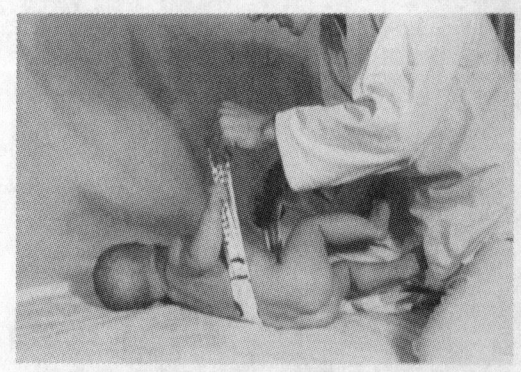

. . . dann auf die andere. Wiederholen Sie dies drei- oder viermal.

Wozu? Siehe vorige Übung. Zusätzlich fördert diese Variante die Geschicklichkeit der Hände und das kreuzweise Krabbeln, bei dem die Hand der einen Körperseite sich gleichzeitig mit dem Knie der anderen Körperseite bewegt.

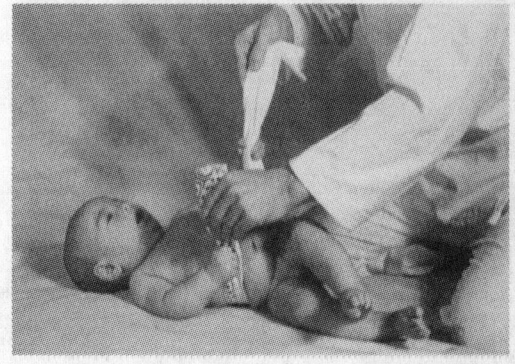

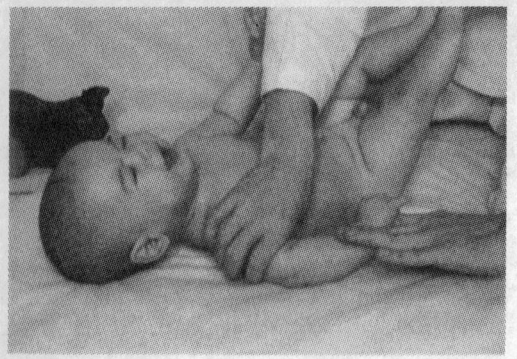

Was Sie tun: Während Ihr Kind auf dem Rücken liegt, lassen Sie es Ihren linken Zeigefinger mit seiner rechten Hand greifen. Legen Sie Ihre andere Hand über seine rechte Achsel wie abgebildet. Ziehen Sie vorsichtig seinen rechten Arm geradeaus, dann . .

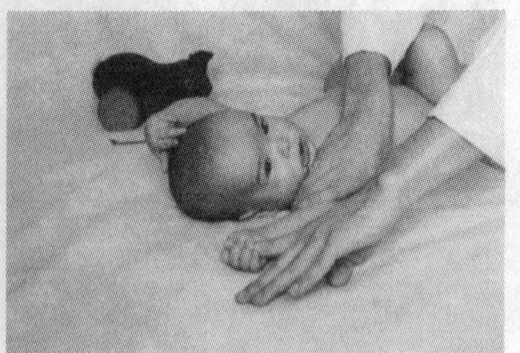

drehen Sie ihn nach oben über seinen Kopf, über die Brust und abwärts zur Körperseite hin. Machen Sie das Ganze dreimal, und wiederholen Sie dasselbe mit dem anderen Arm.

Wozu? Diese Übung unterstützt die Entwicklung der Gelenkpfannen von Schultern und Armen. Sie ist außerdem eine diagnostische Behandlung. Wenn ein Arm sich schwerer als der andere bewegen läßt oder wenn Ihr Kind während der Übung plötzlich weint, sprechen Sie mit Ihrem Arzt über eventuelle Probleme der Armgelenke.

Achtung: Hören Sie mit der Drehbewegung auf, wenn sich Ihr Kind unwohl fühlt oder wenn es – falls es noch ein Säugling ist – Ihren Finger losläßt.

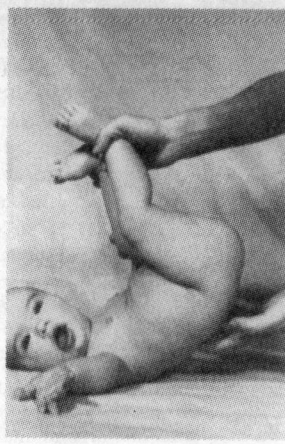

Was Sie tun: Während Ihr Kind auf dem Rükken liegt, greifen Sie seine Fußgelenke mit einer Hand wie beim Windelwechseln und lassen sein Hinterteil mehrmals spielerisch auf die Unterlage fallen. Dann ...

heben Sie es hoch, bis lediglich Kopf und Schultern den Boden oder die Tischplatte berühren und fahren mit den Fingern Ihrer anderen Hand in den Vertiefungen auf jeder Seite der Wirbelsäule (Blasen-Meridian) von den Schultern ...

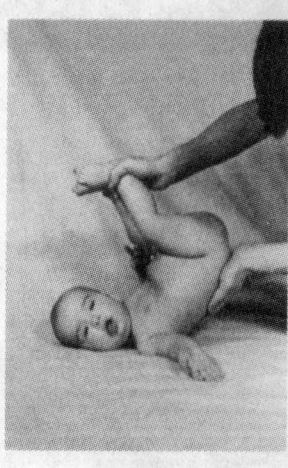

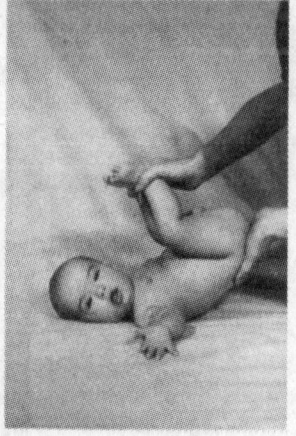

zu den Hüften entlang, wobei Sie allmählich den Körper absenken. Machen Sie das dreimal. Dann streichen Sie mit Ihren Fingernägeln die Meridiane – wie bei der Kratz-Massage – drei- oder viermal abwärts

Wozu? Dies ist eine einfache Methode, den Blasen-Meridian eines lebhaften Babys zu massieren und dabei gleichzeitig Wirbelsäule und Beine zu dehnen. Die Extra-Stimulierung der Meridiane durch die Kratz-Massage fördert die Entwicklung des autonomen Nervensystems.

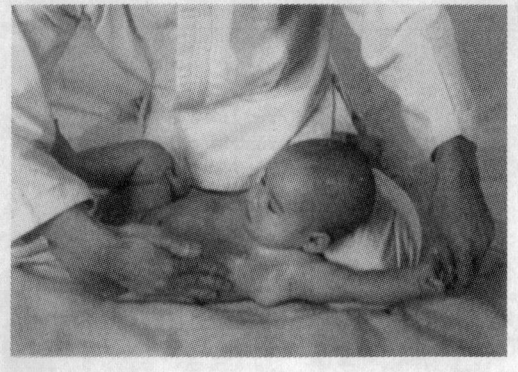

Was Sie tun: Während Ihre Kind auf dem Rücken liegt, lassen Sie es Ihren Daumen wie hier gezeigt greifen und dehnen seinen Arm über seinen Kopf gerade nach oben, wobei Sie locker seine Faust halten. Mit den Fingern Ihrer anderen Hand streichen Sie von der Achsel an über die Körperseiten (Gallenblasen-Meridian) . . .

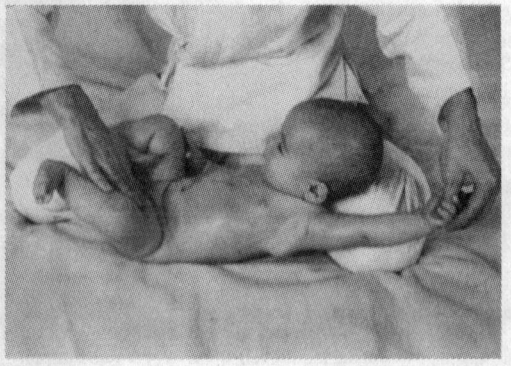

abwärts zu den Leisten, und dabei strecken Sie die obere Seite des Körpers. Das Ganze machen Sie dreimal und wiederholen es auf der anderen Seite. Verwenden Sie dazu Öl nach Belieben. *Wozu?* Durch das Dehnen wie auch durch das Streichen wird der Gallenblasen-Meridian stimuliert. Außerdem verhindert es die Bildung von Hautausschlag unter den Armen und ist eine gute Vorbereitung zur Beweglichkeit der Arme und Beine beim Krabbeln.

Was Sie tun: In derselben Stellung wie zuvor legen Sie Ihre Hände auf einer Körperseite in der Höhe der Hüften übereinander. Bewegen Sie langsam . . .

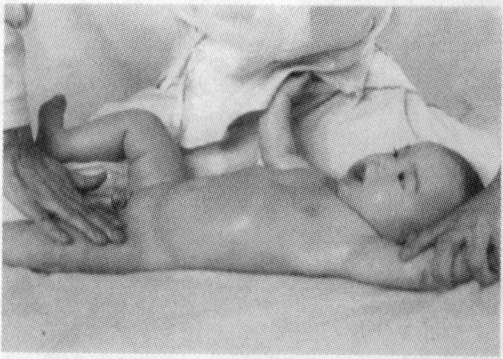

Ihre Hände an Rumpf und Gliedern auseinander, und strecken Sie sie sanft. Wenn Sie zu Fuß- und Handgelenk kommen,

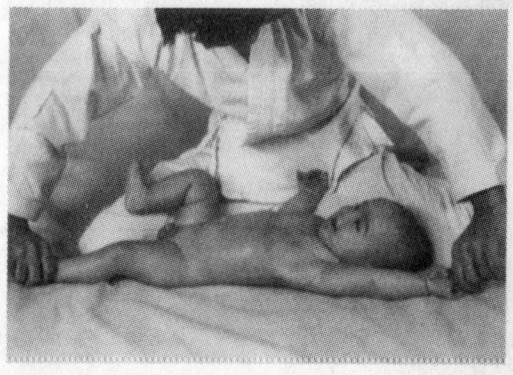

. . . umfassen Sie sie und halten Arm und Bein kurz der Länge nach gestreckt, ehe Sie Ihre Hände wegnehmen. Das Ganze dreimal; dann wiederholen Sie die Übung auf der anderen Seite.

Wozu? Dies ist eine ausgezeichnete Übung, um die Körperseiten und Gliedmaßen zu strecken und alle dort verlaufenden Meridiane anzuregen. Sie begünstigt zudem die Durchblutung der Extremitäten – benutzen Sie also diese Übung, wenn Ihr Kind zu kalten Händen und Füßen neigt.

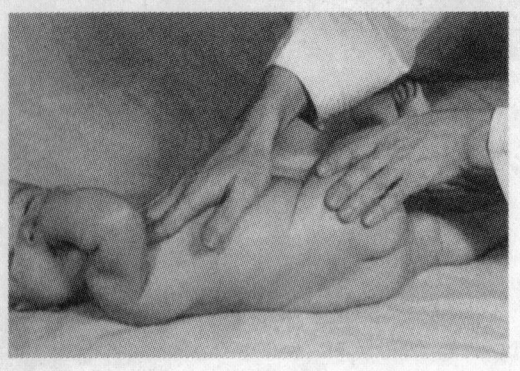

Was Sie tun: Ihr Kind liegt auf dem Rücken. Legen Sie Ihre rechte Hand auf seine Brust neben der rechten Achselhöhle, um die Schultern niederzuhalten. Legen Sie Ihre linke Hand unter seine rechte Hüfte, und biegen Sie die Hüfte und das Becken nach oben, indem Sie das rechte Bein über das linke schwenken. Lassen Sie Ihre Hand auf der Hüfte, und dehnen Sie so mehrere Sekunden lang den Rumpf. Dann führen Sie Hüfte und Bein wieder in die Ausgangsstellung zurück. Machen Sie dies dreimal. Als nächstes ...

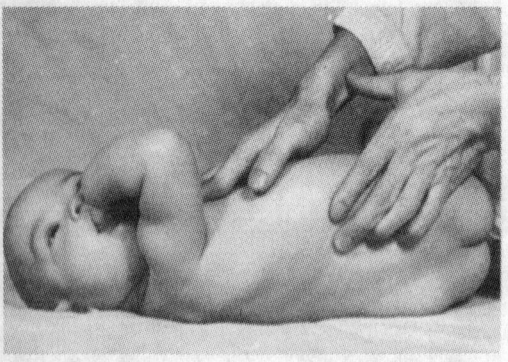

Wozu? Das Biegen und Strecken regt alle Meridiane am Rücken an und löst Muskelverspannungen in dieser Gegend.

drehen Sie es in dieselbe Stellung, während Sie die Schultern am Boden halten, und streichen dabei die Seiten des Rückens entlang (äußerer Blasen-Meridian) von der Schulter bis zur Hüfte. Kehren Sie wie in der vorigen Übung zur Ausgangsstellung zurück. Machen Sie das Ganze dreimal und, wiederholen Sie den Vorgang auf der anderen Seite.

Was Sie tun: Ihr Kind liegt auf dem Bauch. Legen Sie eine Hand auf eine Gesäßhälfte und die andere auf derselben Seite unter sein Knie, wie hier abgebildet. Schaukeln sie zwei- bis dreimal das gebeugte Bein nach oben gegen den Rumpf. Dann reiben Sie dreimal mit Ihrer Hand auf der Rückseite, Vorderseite und an der Außenseite des Schenkels abwärts (Blasen-, Gallenblasen- und Magen-Meridian). Wiederholen Sie die ganze Behandlung am anderen Bein.

Achtung: Üben Sie bei der Aufwärtsbewegung der Beine keinen gewaltsamen Druck aus.

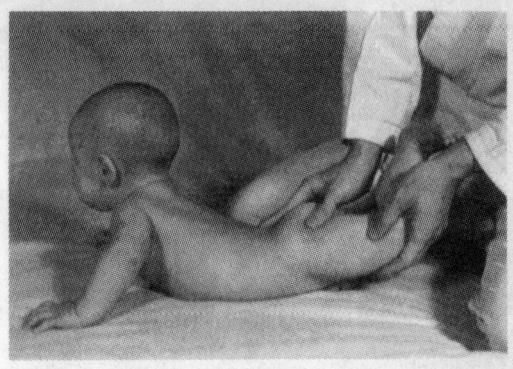

Wozu? Diese Technik trägt zu einem guten Muskeltonus in den Beinen bei und bereitet das Kind auf das Krabbeln und Laufen vor. Außerdem löst sie übergroße Müdigkeit in der unteren Körperhälfte (oder beugt ihr vor), wenn ein Kind zu krabbeln und zu laufen beginnt. Wunde Stellen, die durch Windeln entstehen, werden durch das Dehnen der Runzeln in der Leistengegend geheilt (oder vorbeugend behandelt). Es handelt sich hier auch um eine weitere Möglichkeit, das Funktionieren der Hüftgelenke zu überprüfen (siehe Seite 96). Beide Beine sollten sich mit derselben Leichtigkeit in Richtung Rumpf bewegen lassen.

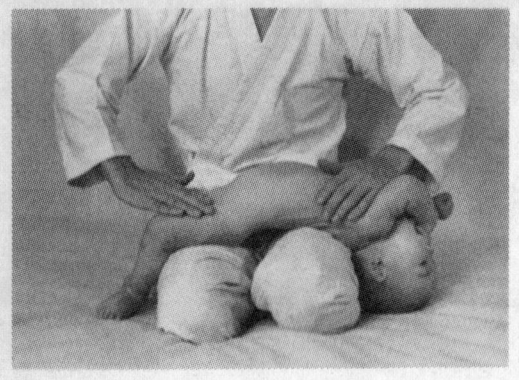

Was Sie tun: Knien Sie im japanischen Sitz, wie abgebildet, und legen Sie Ihr Kind mit dem Rücken quer über Ihre Oberschenkel. Legen Sie eine Hand an seine Achselhöhle und die andere auf derselben Seite an seine Leiste. Lassen Sie Ihre Hände langsam zum Hand- und Fußgelenk auseinandergleiten, wobei sie die ganze Seite seines Körpers strecken. Machen Sie dies dreimal, und wiederholen Sie es auf der anderen Körperseite.

Wozu? Sie strecken alle Yin-Meridiane und sorgen so für eine gute Zirkulation im ganzen Körper. Damit unterstützen Sie die Entwicklung einer ausgeglichenen Körperstruktur und bereiten das Kind auf das Laufen vor.

Was Sie tun: Sitzen Sie mit ausgestreckten Beinen auf dem Boden. Legen Sie Ihr Kind rücklings auf Ihre ausgestreckten Beine mit seinem Kopf gegen Ihr Hara. Greifen Sie eines seiner Knie mit Ihrer einen Hand, und legen Sie sein Bein über das andere. Während Sie . . .

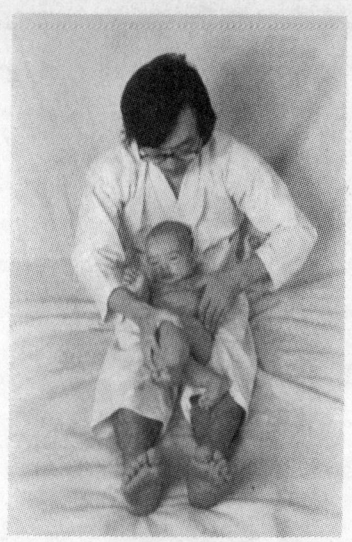

das gehaltene Bein vorsichtig strecken, streichen Sie mit der Innenseite Ihrer anderen Hand an der Seite des Beins vom Gesäß bis zum Fußgelenk hinunter (Gallenblasen-Meridian). Machen Sie dies dreimal, und wiederholen Sie das Ganze am anderen Bein.

Wozu? Sie regen alle Meridiane im Bein und die Aktivität der Gallenblase an. Eine gute Übung gegen Müdigkeit und für das Laufen.

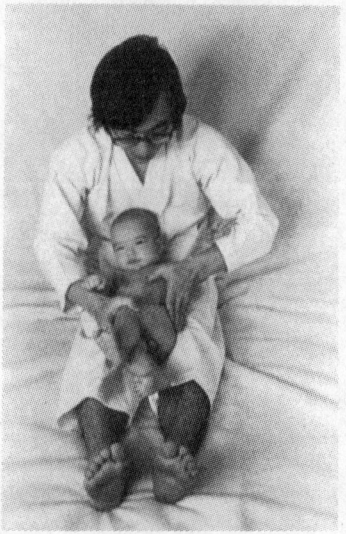

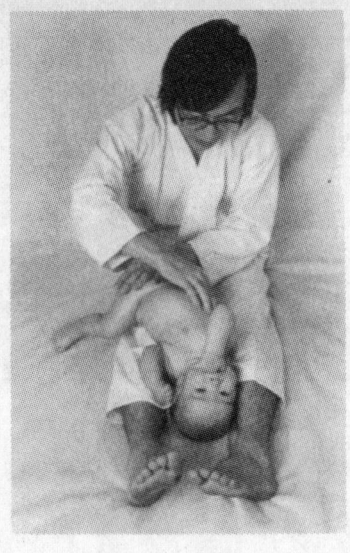

Was Sie tun: Sie sitzen wie bei der vorigen Übung. Legen Sie Ihr Kind auf den Rücken, so daß sein Kopf zu Ihren Füßen zeigt und auf dem Boden aufliegt. Legen Sie eines seiner Beine über das andere, und drehen Sie sein Becken so, daß das Gesäß senkrecht zum Boden steht. Plazieren Sie eine Hand auf seinem Oberschenkel, und streichen Sie mit den Fingern Ihrer anderen Hand die Seite von der Armbeuge bis zur Hüfte hinab (Gallenblasen-Meridian). Wiederholen Sie das an der anderen Seite.

Wozu? Sie kräftigen die Beweglichkeit des Rumpfes und regen die Funktionen der Gallenblase an.

Akrobatische Übungen

Was Sie tun: Halten Sie Ihr Kind mit etwas Abstand von Ihrem Körper in Bauchlage in die Höhe, wie Sie es hier sehen. Dabei liegt eine Ihrer Hände unter seiner Brust und um seinen Arm und die andere unter seinen Hüften und um sein Bein.

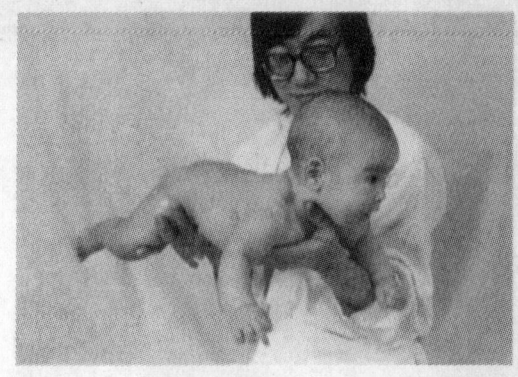

Schaukeln Sie es nach einer Seite,

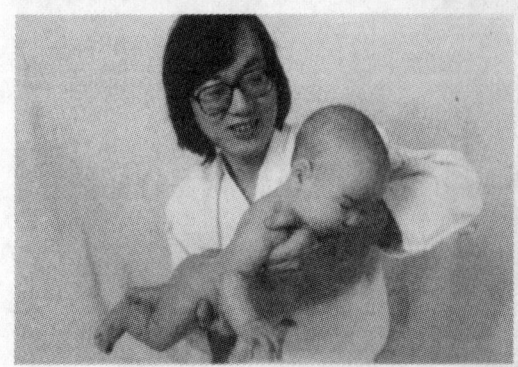

... dann nach der anderen und so weiter, einige Minuten lang.

Wozu? Kinder lieben diese Bewegung; sie hilft, körperliche Beweglichkeit und Selbstvertrauen zu entwickeln. Außerdem ist sie ein Ausgleich für längeres Eingesperrtsein.

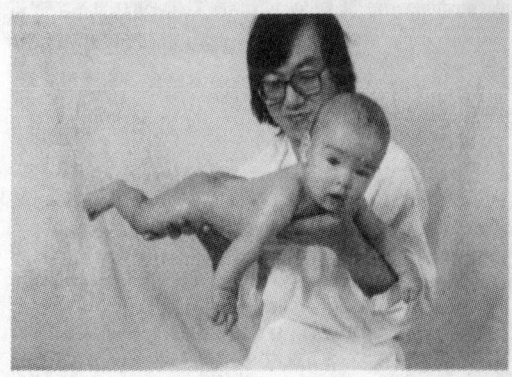

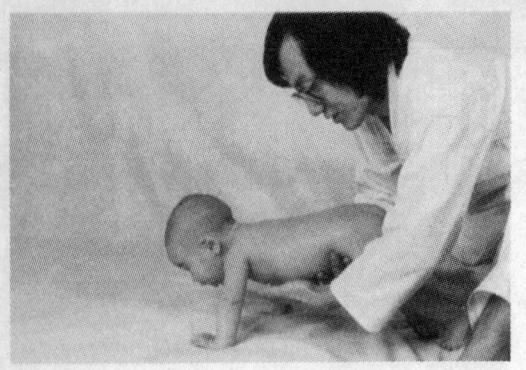

Was Sie tun: Ihr Baby liegt mit dem Bauch am Boden. Heben Sie seinen Rumpf und seine Beine wie hier gezeigt hoch, so daß seine Arme durchgestreckt sind und den Rumpf und die Schultern stützen. Dann ...

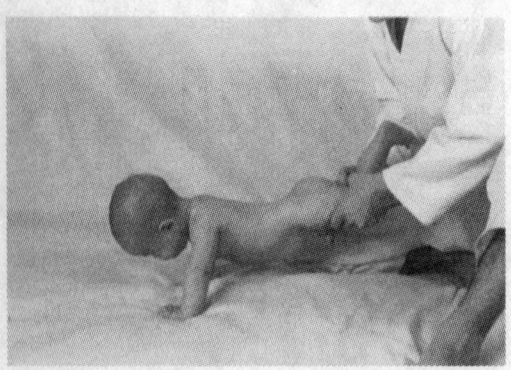

... lassen Sie es auf den Händen gehen, während Sie die Beine an den Oberschenkeln halten. Wenn es die rechte Hand aufsetzt, bewegen Sie sein linkes Knie nach vorn und setzen es auf den Boden wie beim kreuzweisen Krabbeln. Wenn es mit der linken Hand ausgreift, setzen Sie sein rechtes Knie nach vorne. Fahren Sie mit dieser Bewegung einige Minuten fort oder so lange, wie es Ihrem Kind Spaß macht. (Ältere Kinder, die das Krabbeln über Kreuz bereits beherrschen, laufen gerne auf den Händen, wenn Sie ihre Beine wie beim Schubkarrenschieben hochhalten.)

Wozu? Das kreuzweise Krabbeln ist wichtig sowohl für die Entwicklung der Intelligenz als auch für die Entwicklung guter körperlicher Koordinationsfähigkeit. Viele Kinder können nicht so ohne weiteres krabbeln. Sie brauchen eine spielerische Hilfe, wie es hier und auf den Seiten 103 und 118–120 vorgeschlagen wird. (Das Schubkarren-Gehen mit älteren Kindern stärkt die Bauchmuskulatur.)

Was Sie tun: Sitzen oder liegen Sie mit Ihrem Kind am Boden, sein Gesicht nach unten, auf Ihren Unterschenkeln. Halten Sie es sicher fest wie abgebildet. Langsam . . .

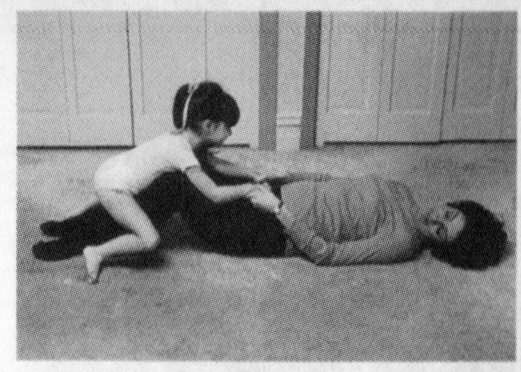

heben Sie Ihre Knie und Füße, so daß sein Körper waagrecht zum Boden liegt. Halten Sie es einige Sekunden so in der Höhe. Dann . . .

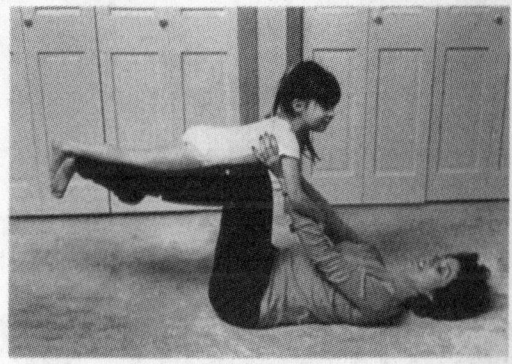

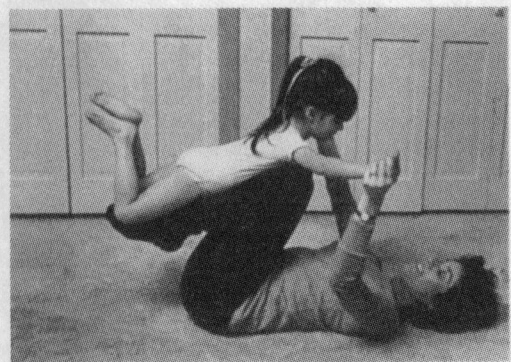

schaukeln Sie es einige Minuten lang, anfangs durch Heben und Senken Ihrer Unterschenkel,

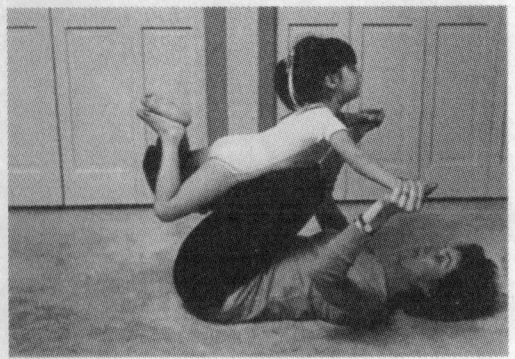

... dann durch Anziehen und Wegschieben Ihrer Knie. Schließlich ...

lassen Sie Ihr Kind ihre Daumen greifen, halten sicher seine Fäuste, strecken seine Arme weit auseinander wie bei einem Kopfsprung und schaukeln es wie zuvor.

Wozu? Diese Übung stärkt den Gleichgewichtssinn und das Selbstvertrauen. Für Kleinkinder ist sie eine gute Vorbereitung aufs Laufenlernen – und für Eltern eine tüchtige Turnübung.

Achtung: Beenden Sie die Übung, wenn sich Ihr Kind unwohl dabei fühlt oder – falls es noch ein Säugling ist – Ihre Daumen losläßt. Versuchen Sie es erneut an einem anderen Tag.

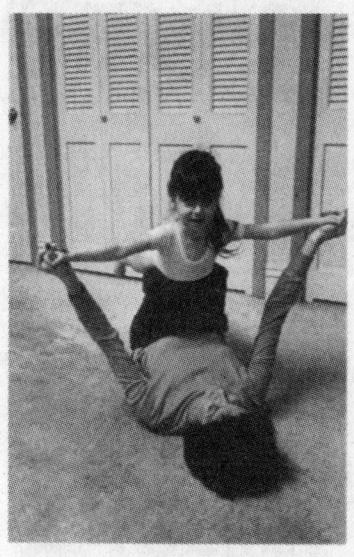

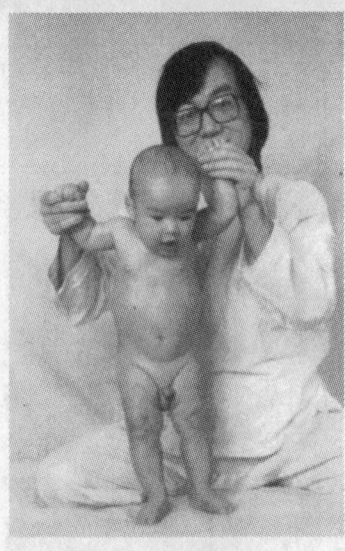

Was Sie tun: Während Sie im Lotossitz am Boden sind und Ihr Baby auf dem Schoß haben, halten Sie seine Hände und helfen Sie ihm, sich zum Stand hochzuziehen,

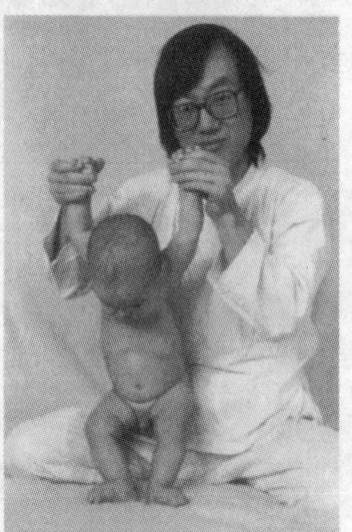

... dann lassen Sie es sich wieder niedersetzen. Wiederholen Sie das so lange, wie Ihr Kind Lust dazu hat.

Wozu? Mit dieser Übung bereiten Sie Ihr Kind auf das Laufen vor, indem Sie ihm helfen, sich an Gegenständen hochzuziehen und sich wieder niederzulassen – für viele Kleinkinder ist letzteres oft schwieriger.

Was Sie tun: Lassen Sie in derselben Position das Baby Ihre Daumen greifen, schließen Sie Ihre Hände um seine Fäuste und helfen Sie ihm beim Stehen. Strecken Sie einige Male seine Arme gerade nach oben. Dabei können Sie es auch ganz vom Boden heben, wenn es das gerne hat. Dann...

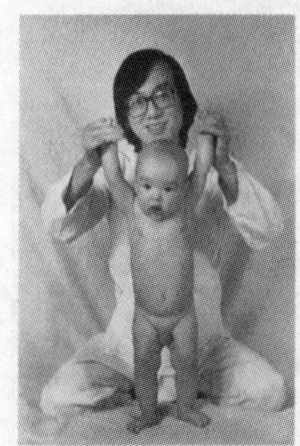

lassen Sie es vorwärts gehen, während Sie es halten. Um die kreuzweise Bewegung zu unterstützen, bewegen Sie im Rhythmus seinen linken Arm nach vorne, wenn es den rechten Fuß aufsetzt, und den rechten Arm, wenn es den linken Fuß aufsetzt. Wenn es so weit gegangen ist, wie Ihre Arme reichen,

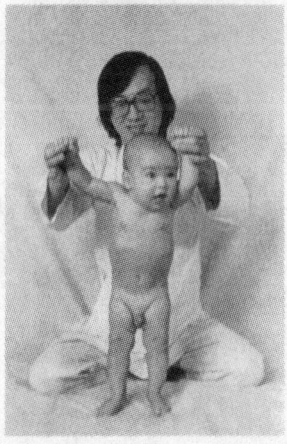

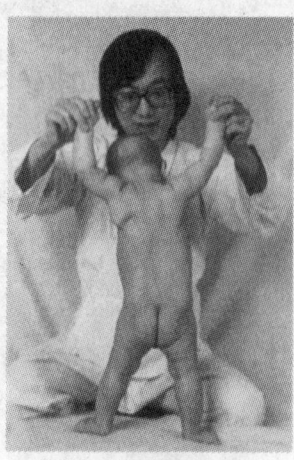

. . . drehen Sie es um und lassen es auf sich zugehen.

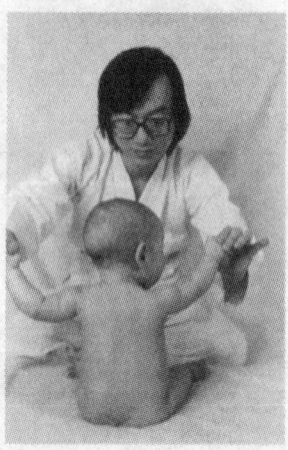

Es wird Ihre Daumen loslassen und sich einfach hinsetzen, wenn es genug hat.

Wozu? Kleinkinder lernen mit Vergnügen laufen. Um Ihren Rücken zu entlasten, machen Sie diese Übung am besten in sitzender Stellung. Dadurch wird sie auch für das Kind leichter und gibt ihm die Möglichkeit, mehr Kontrolle über seine Bewegung zu haben.

Was Sie tun: Halten Sie Ihr Kind an seinen Fußgelenken mit dem Kopf nach unten, und lassen Sie es einige Male vor- und zurückschwingen.

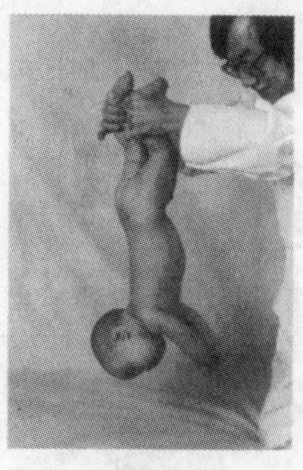

Wozu? Gesunde Kinder mögen diese Bewegung (im allgemeinen) wirklich gern. Sie trägt zu einer guten Entwicklung der Knochen von Hals, Wirbelsäule und Hüftgelenken bei.

Achtung: Hören Sie mit der Übung auf, wenn Ihr Kind zu weinen anfängt. Obwohl Weinen nicht unbedingt ein organisches Problem in Nacken, Wirbelsäule oder Hüftgelenken anzeigt, suchen Sie ärztlichen Rat, ehe Sie die Übung erneut versuchen.

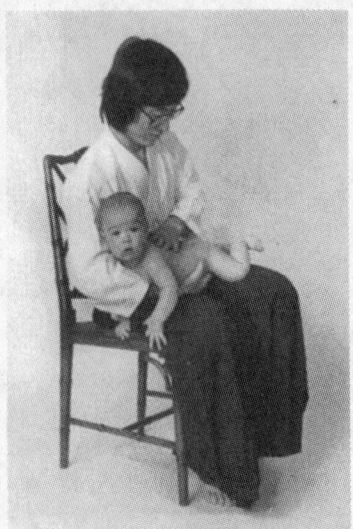

Was Sie tun: Während Sie auf einem Stuhl mit gerader Rückenlehne sitzen, halten Sie Ihr Kind quer auf dem Schoß mit einem Arm unter seinem Körper wie abgebildet. Legen Sie Ihre andere Hand auf seinen Rücken, heben Sie es etwas vom Schoß empor und vom Körper weg, und schaukeln Sie es einige Male vor und zurück. Dann...

legen Sie es wieder auf den Schoß und reiben mit Ihrer freien Hand die eine Seite des Rükkens und die hintere Seite eines Beins (Blasen-Meridian) vom Hals bis zum Fußgelenk nach unten. Machen Sie das auf jeder Seite dreimal.

Wozu? Schaukeln bereitet Kindern Vergnügen, und sie entwickeln dabei ein Gespür für Rhythmus und Gleichgewicht, besonders wenn dazu Musik läuft oder Sie selber singen. Weil auf dem Blasen-Meridian so viele Assoziationspunkte liegen, geben Sie ihm fast eine vollständige Shiatsu-Behandlung, wenn Sie ihn der Länge nach massieren.

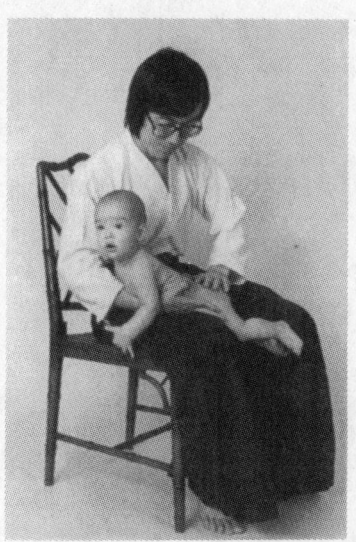

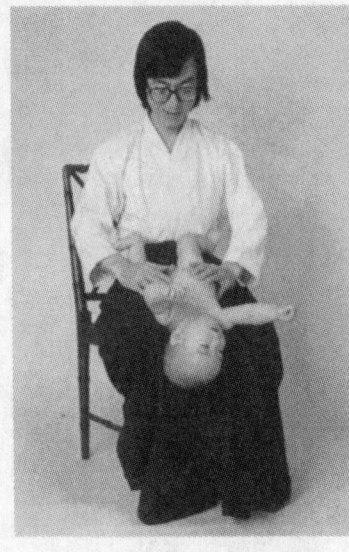

Was Sie tun: Drehen Sie Ihr Kind auf den Rücken, so daß sein Kopf leicht herabhängt, wie hier zu sehen. Halten Sie es so, daß Sie seinen Kopf zwischen Ihren Knien und seine Fußgelenke unter Ihren Armen sichern. Dann benutzen Sie beide Hände, um die Yin-Meridiane von den Fußgelenken aufwärts bis zu den Fingerspitzen entlangzugleiten. Ihre Hände bewegen sich dabei an den Innenseiten der Beine nach oben, dann über die Vorderseite des Unterleibs zur Brust und weiter auf der Innenseite der Arme von der Achsel bis zu den Fingern. Machen Sie das Ganze dreimal.

Wozu? Dies ist eine angenehme Technik, alle Yin-Meridiane anzuregen. Weil sie dabei gedehnt werden, wird ein gesundes Lungenwachstum gefördert. Außerdem ist es eine gute Vorbereitung für das Krabbeln, da dem Kind indirekt vermittelt wird, welche Körperteile es wie beim Krabbeln strecken muß.

Was Sie tun: Greifen Sie mit sicherer Hand unter die Hüften Ihres Kindes und um seinen Oberschenkel, und lassen Sie seinen Kopf über Ihre Knie herunterhängen. Mit der Innenfläche Ihrer anderen Hand streichen Sie mehrmals im Uhrzeigersinn um sein Hara; dann gleiten Sie mit Ihrer Hand hinauf zur Brustmitte und zum Hals. Wiederholen Sie diesen Vorgang unter Benutzung Ihrer Finger.

Wozu? Dies ist eine weitere angenehme Variante, die Yin-Meridiane zu behandeln; sie ist besonders wirksam, weil das Hara bereits gedehnt ist, während Sie es massieren.

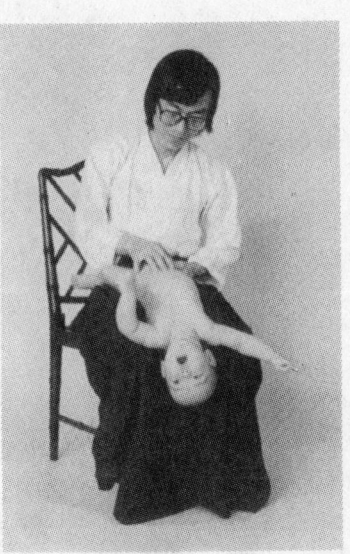

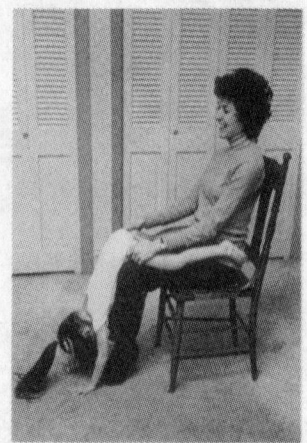

Was Sie tun: Ihr Kind liegt auf dem Bauch. Greifen Sie einen seiner Oberschenkel sicher mit einer Hand, und lassen Sie es von den Hüften an über Ihre Knie nach unten hängen. Schütteln Sie es in dieser Position ein bis zwei Minuten lang, indem Sie Ihre Knie auf und nieder wippen lassen. Dann . . .

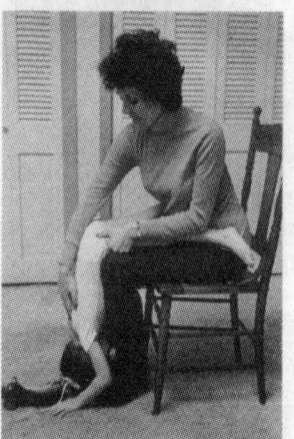

reiben Sie mit Ihrer freien Hand gleichzeitig über die Wirbelkörper (Lenkergefäß-Meridian) und über die Vertiefungen auf jeder Seite der Wirbelsäule (Blasen-Meridian) abwärts von den Schultern . . .

bis zu den Hüften. Machen Sie das Ganze dreimal, und wiederholen Sie es mit vier Fingern, dann mit drei Fingern und dann mit zwei Fingern. (Wenn Sie Ihre ganze Hand oder drei Finger benutzen, ist Ihr Mittelfinger auf der Wirbelsäule. Oder Sie streichen nur die Vertiefungen entlang.)

Wozu? Dies ist eine spielerische Methode, den Lenkergefäß- und den Blasen-Meridian zu behandeln, die – infolge der Dehnung – zusammen mit dem autonomen Nervensystem nachhaltig angeregt werden.

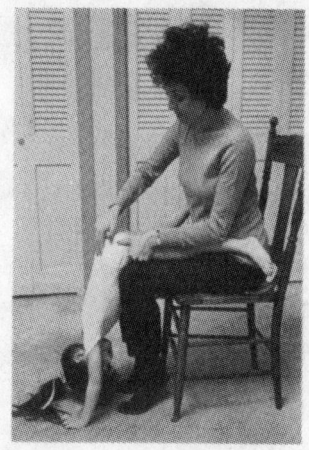

Achtung: Machen Sie diese Übung erst nach Ablauf einer halben Stunde, nachdem Ihr Kind gegessen hat, und nicht länger als fünf Minuten, weil sonst zuviel Blut ins Gehirn fließt. Hören Sie mit der Behandlung auf, wenn sich Ihr Kind unwohl fühlt.

9 Shiatsu für säuglingstypische und häufig vorkommende Beschwerden

Wenn ich Sie dazu auffordere, gegenüber Beschwerden, die bei kleinen Kindern in den ersten zweieinhalb Lebensjahren aufzutreten pflegen, eine positive Haltung einzunehmen, so meine ich damit nicht, daß Sie kleinere Unpäßlichkeiten einfach übergehen sollen. Ganz im Gegenteil. Krankheiten und Störungen im Knochenwachstum, so geringfügig sie auch sein mögen, sind immer ein Signal, daß etwas unternommen werden muß. Aber wenn diese Schwierigkeiten frühzeitig und richtig behandelt werden, lösen sie sich im allgemeinen rasch auf, oft durch natürliche Maßnahmen. Außerdem besagen häufige, anfallartig auftretende Erkrankungen oder andere körperliche Beschwerden nicht notwendigerweise, daß Ihr Kind auf Dauer kränkeln wird. Ich selber war ein sehr anfälliges Kind, aber heute würden Sie mir das nicht mehr ansehen.

Vom östlichen Standpunkt aus gesehen besitzt der Körper natürliche Selbstheilungskräfte. So sind zum Beispiel Durchfälle und Erbrechen oft sein Weg, sich selbst von Giftstoffen zu reinigen, oder ein Appell, die Ernährung umzustellen. Fieber kann heilsam sein, wenn es nicht zu hoch ist. Kleinere Probleme des Knochenbaus oder der Gelenke korrigieren sich manchmal durch das natürliche Sichwinden und Strampeln des Säuglings, als ob das Kind instinktiv wüßte, wie es sich bewegen muß, um Deformationen zu überwinden.

In diesem Kapitel biete ich Ihnen einige Shiatsu-Behandlungen und andere natürliche östliche Hilfen an für die am häufigsten vorkommenden Beschwerden bei Säuglingen und kleinen Kindern. Diese Hilfen sollten Sie bei Bedarf zusätzlich zu Ihrem regulären

Massageprogramm verwenden, aber nicht als Ersatz. Die meisten der hier vorgeschlagenen Behandlungen können jederzeit angewendet werden, sobald der Nabel eines Kindes verheilt ist. Behandlungen, die mit einem Sternchen (*) gekennzeichnet sind, sollten nicht benutzt werden, bevor ein Säugling nicht vier Monate alt ist oder in der Bauchlage seine Arme gebrauchen kann, um seinen Kopf und seine Schultern für längere Zeit hochzuhalten.

Nicht alle hier erfaßten Probleme sind rein körperlicher Natur. Einige wenige betreffen Verhaltensweisen des Kindes, die das Familienleben belasten können und die später, wenn man falsch mit ihnen umgeht, unter Umständen zu emotionalen Schwierigkeiten führen können.

Die Beschwerden werden in alphabetischer Reihenfolge besprochen. Meine Empfehlungen sind so zu verstehen, daß sie in Verbindung mit regelmäßiger kinderärztlicher Betreuung befolgt werden sollten. Besprechen Sie mit Ihrem Kinderarzt jede Krankheit oder körperliche Symptome, die Ihnen Sorge machen oder über die Ihr Arzt informiert werden möchte.

Apathie

Es gibt Kinder, die chronisch teilnahmslos sind, weil sie keinen Appetit haben oder die Nahrung nicht richtig verdauen. Wie man Appetit und Verdauung anregt, lesen Sie auf Seite 131.

Ein anderer Grund für chronische Apathie kann mangelhafte Atmung sein. Die hier vorgeschlagenen Mittel gegen Erkältungen und andere Atemwegerkrankungen (Seiten 135–137) fördern eine vertiefte Atmung und eine gesunde Entwicklung der Lungen.

Auch das Schlafen auf einer zu weichen Matratze kann zu verringertem Aktivitätsdrang führen, weil es die Kinder davon abhält, sich im Schlaf umzudrehen, was sie normalerweise tun. Morgens sind sie dann müder als sonst. Außerdem kann eine zu weiche Matratze kleinere Störungen der Wirbelsäule und des autonomen Nervensystems nach sich ziehen – eine weitere Ursache für herabgesetzte Aktivität.

Eine traditionelle Shiatsu-Hilfe für Teilnahmslosigkeit ist die Ohr-Therapie (Seite 60). Wenden Sie sie zweimal täglich an. Gestalten Sie Ihre tägliche Massage auch dadurch anregender, daß Sie einige der *Techniken aus Kapitel 6 anwenden oder daß Sie *etwas mehr Druck ausüben, wenn Sie die Meridiane entlangfahren.

Da chronische Apathie ein Symptom für Mangelernährung oder ein unentdecktes organisches Problem sein kann, sprechen Sie darüber mit Ihrem Arzt, wenn der Zustand längere Zeit anhält.

Appetitlosigkeit

Wenden Sie folgende Behandlung an, um den Appetit ebenso wie die Verdauung anzuregen:

Ihr Kind liegt auf dem Bauch. Indem Sie es am Fußgelenk halten, heben Sie sein Bein, wie hier abgebildet, und reiben mit den Fingern Ihrer anderen Hand die Vorderseite des Beins (Magen-Meridian) von der Leiste bis zum Fußgelenk hinab. Das Ganze dreimal; dann wiederholen Sie den Vorgang am anderen Bein.

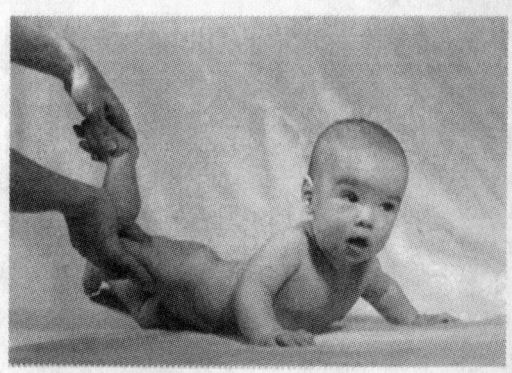

Bettnässen

Gesunde Kinder nässen selbst dann weiterhin einige
Zeit lang ein, wenn sie tagsüber (meistens) trocken-
bleiben können. Manche Kinder bleiben Bettnässer
bis ungefähr zum fünften Lebensjahr. Hier ist eine
tolerante und gelassene Einstellung notwendig, um
dem Kind zu helfen, dieses Problem in der ihm gemä-
ßen Zeit zu lösen, statt daraus eine Katastrophe zu
machen.

Da ein Kind sehr wahrscheinlich eher einnäßt, wenn
es unter Spannung steht, sollten Sie es in keiner Weise schelten oder bestrafen, wenn es vorkommt. Machen Sie sich auch keine Sorgen darüber, und drama-
tisieren Sie es nicht. Vermitteln Sie Ihrem Kind einfach das Gefühl, daß sich das Bettnässen mit der Zeit
von alleine geben wird.

Bettnässen kann manchmal durch eine Schwäche im
unteren Hara verursacht sein. Um das zu behandeln,
wenden Sie vor dem Zubettgehen die beiden folgenden Methoden an:

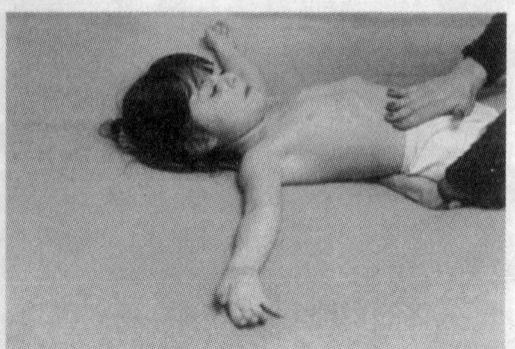

Wärmen Sie Ihre Hän-
de an. Während eine
Hand am unteren
Rücken Ihres Kindes
liegt (Lendenwirbel-
bereich), massieren
Sie mit der anderen
Hand sein Hara einige
Minuten lang im Uhr-
zeigersinn.

132

Dann drehen Sie Ihr Kind auf den Bauch und massieren mit Ihren Daumen die Tsubos in der Vertiefung auf beiden Seiten der Wirbelsäule gleich neben dem letzten Lendenwirbel (Blase Nr. 26). Massieren Sie beide Tsubos gleichzeitig mehrere Minuten lang mit einer rüttelnden Bewegung.

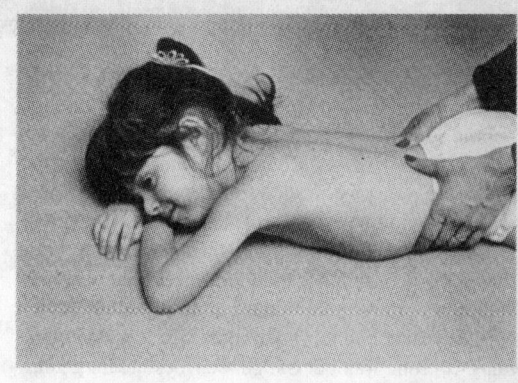

Nach Meinung der östlichen Medizin kann ein weiterer Grund für das Bettnässen in einer Schwäche des autonomen Nervensystems liegen, die wiederum durch eine leichte Rückgratverkrümmung verursacht sein kann. Um eine gesunde Entwicklung des autonomen Nervensystems anzuregen, geben Sie die *Kratz-Massage den Blasen-Meridian abwärts (Seiten 73–74) und benutzen Sie die *Übungen auf Seiten 122–123. Für die Behandlungen zur Unterstützung einer korrekten Ausrichtung der Wirbelsäule siehe die Seiten *71, 90, 96, *121 und *151. Ermuntern Sie Ihr Kind zu möglichst viel Spiel im Freien. Vermeiden Sie, Ihrem Kind Speisen zu geben, die raffinierten Zucker oder Stimulanzien wie Schokolade enthalten, weil diese möglicherweise mit zum Bettnässen beitragen.

Durchfall

Durchfall ist oft die Methode der Natur, das Körper-
system von Giften oder zu reichlicher Nahrungsauf-
nahme zu befreien. Säuglinge, die gestillt werden, leiden weniger häufig darunter als solche, die mit der
Flasche ernährt werden. Wenn Durchfälle bei Babys
vorkommen, die gesäugt werden, dann kann das daran liegen, daß die Mutter zu stark gewürzte Speisen
ißt. Unter Umständen muß sie ihre Ernährung um-
stellen. Es kann jedoch auch eine Infektion vorlie-
gen. In jedem Fall kann Diarrhöe rasch zu Austrocknung führen, was bei Säuglingen besonders gefähr-
lich ist.

Rufen Sie den Arzt, wenn Ihr Kind mehr als zwei
flüssige Stuhlgänge hintereinander hat. Sie können
die diagnostische Behandlung von den Seiten 84–85
verwenden, um eine mögliche Austrocknung zu
überprüfen.

Versuchen Sie neben der ärztlichen Hilfe diese Behandlungen:

1. Regen Sie Blase Nr. 25 an, wie auf den Seiten
   152–153 gezeigt.
2. Üben Sie mit dem Daumen mittleren, rüttelnden
   Druck auf der Vorderseite des Beins, knapp oberhalb der Kniescheibe aus (Magen Nr. 34).
3. Wärmen Sie Ihre Hände an. Während Ihr Kind auf
   dem Rücken liegt, plazieren Sie eine Hand auf sein
   Hara, direkt unterhalb des Nabels, und legen die
   andere Hand unter seinen unteren Rücken. Massieren Sie im Uhrzeigersinn mehrere Minuten lang
   den Bereich des Haras unterhalb des Nabels.
   Wenn sich das Hara dort kalt anfühlt, benutzen Sie
   ein hartgekochtes, in ein Tuch eingewickeltes Ei,
   um damit einige Minuten lang um seinen Nabel
   herumzureiben.

Erbrechen

Wie Durchfall ist Erbrechen oft ein natürlicher Vorgang zur Ausscheidung von Giften oder auf Überfütterung zurückzuführen. Befragen Sie immer Ihren Arzt, wenn das Erbrechen «stoßartig» oder von Fieber begleitet ist.

Wenden Sie außerdem folgendes traditionelle Shiatsu-Mittel an: Während Ihr Kind auf der rechten Seite liegt oder sitzt, legen Sie eine Handfläche leicht auf sein oberes Hara unterhalb des Brustbeins und massieren mit Ihrer anderen Hand sanft die Gegend am Rücken rund um das linke Schulterblatt, wobei Sie die Hand von der Vertiefung neben der Wirbelsäule abwärts zur Außenseite bewegen (Magenzone am Rücken – siehe «Landkarte des Rückens» Seite 67). Setzen Sie diese Behandlung mehrere Minuten lang fort. Vergewissern Sie sich, daß Ihre Hände warm sind.

Wenn Ihr Kind sich erbricht, weil es emotional aufgeregt ist, legen Sie eine Hand auf die Rückseite seines Halses und halten den Hals dort sanft mehrere Minuten lang. Ihre Hände sollten für beide Techniken warm sein.

Erkältungen und andere Erkrankungen der Atemwege

Die beiden folgenden Behandlungen lindern, nach östlicher Anschauung, die unangenehmen Begleiterscheinungen einer Erkältung und beugen Atemwegerkrankungen vor, einschließlich Asthma und Tuberkulose.

Andere Vorgehensweisen für diesen Zweck werden auf den Seiten *68–70, *101–102 und *124 gezeigt.
Siehe auch: Nasenverstopfung.

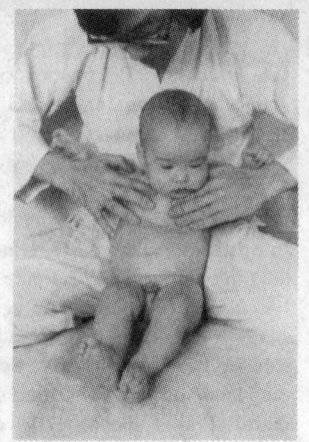

Ihr Kind sitzt auf dem Boden vor Ihnen, sein Rücken ist gegen Ihr Hara gelehnt. Legen Sie vier Finger auf jede Seite seines Brustbeins in die Räume zwischen den Rippen. Dann . . .

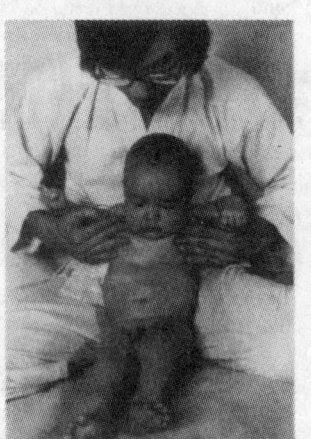

bewegen Sie langsam Ihre Finger seitlich nach außen; dies öffnet den Brustkorb. Machen Sie das dreimal. Verwenden Sie eine Einreibung mit Menthol, wenn Ihr Kind erkältet oder seine Haut trocken ist. *(Es kann bei dieser Behandlung auch auf dem Rücken liegen, aber es wird wohl lieber sitzen wollen, wenn es erkältet ist.)*

Ihr Kind liegt auf dem Rücken. Legen Sie Ihre Daumen in Armnähe direkt unterhalb der Schlüsselbeine (Lunge Nr. 1), und massieren Sie den Tsubo mit vibrierenden Daumen etwa drei Minuten lang sanft auf der Stelle.

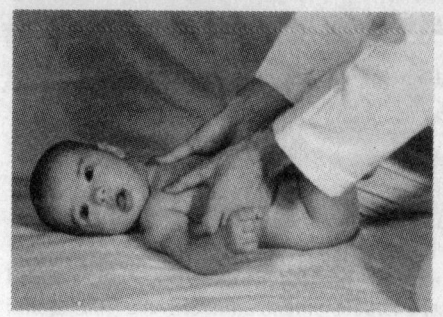

Frühgeburten

Wie zu Anfang dieses Buchs angedeutet, ist die tägliche Shiatsu-Massage wichtig für zu früh geborene Kinder, damit ihre Organe und Gliedmaßen gestärkt und Wachstumsproblemen vorgebeugt wird. Benutzen Sie ein Stück Gaze oder ein gefaltetes kleines Handtuch, um die Meridiane entlangzufahren. Nehmen Sie sich drei Ganzkörper-Massagen pro Tag vor, bis Ihr Baby in der Bauchlage Kopf und Schultern ausdauernd hochhalten kann. Später können andere Behandlungen aus diesem Buch in Ihr reguläres Massageprogramm eingebaut werden, den individuellen Bedürfnissen und Interessen Ihres Kindes entsprechend.

Hautausschlag unter den Armen

Die auf Seite 106 gezeigte Behandlung lindert dieses
Leiden und ist vorbeugend wirksam.

Hautausschlag unter dem Kinn

Um einen Hautausschlag in diesem Bereich während
des ersten Lebensjahres zu lindern und vorbeugend
zu behandeln, wenden Sie die hier gezeigte Routinebehandlung mehrmals am Tag an.

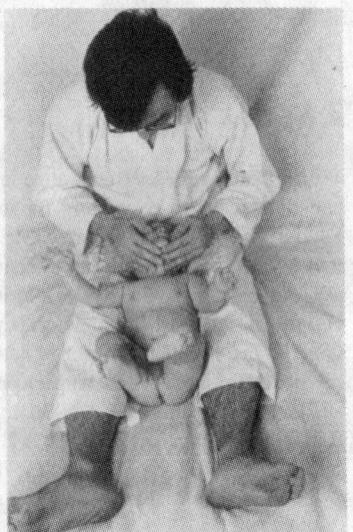

Ihr Kind liegt mit dem
Kopf zu Ihnen auf dem
Rücken. Reiben Sie
mit beiden Händen,
bei den Schultern be-
ginnend, vom Hals
aufwärts bis zum Kinn.
Dabei biegen Sie das
Kinn leicht zurück, um
alle Falten um den
Hals auszustreichen.
Setzen Sie dies mehre-
re Minuten lang fort.
Verwenden Sie dabei
nach Belieben warmes
Öl.

Herzprobleme

Das folgende Verfahren hilft, die Herzfunktionen zu regulieren und ein nervöses Kind zu beruhigen. Verwenden Sie es zusammen mit Ihrer täglichen Shiatsu-Massage, wenn Ihr Kind zu Überempfindlichkeit neigt.

Ihr Kind liegt auf dem Rücken. Lassen Sie es Ihren Zeigefinger oder Daumen greifen. Ziehen Sie, wie hier abgebildet, seinen Arm nach oben zu seinem Kopf, und massieren Sie sanft mehrere Minuten lang die Armbeuge (Herz-Meridian Nr. 1) mit warmem Öl. Wiederholen Sie das Ganze auf der anderen Seite.

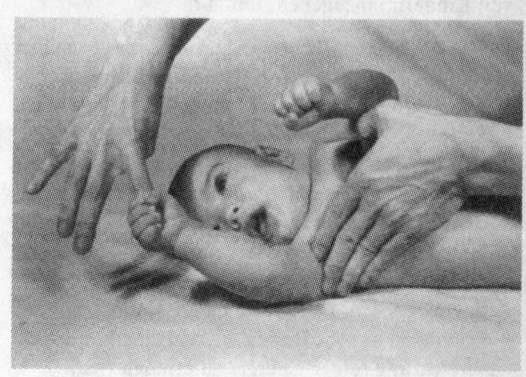

Hüftgelenkprobleme

Das diagnostische Vorgehen zur Feststellung von Hüftgelenkproblemen (Seite 96) ist gleichzeitig eine Hilfe, sie zu lindern. Vervollständigen Sie es, indem Sie beide Knie Ihres Kindes umgreifen und sie mehrere Minuten lang gegen die Brust zu und von dort nach außen drehen.
Natürlich sollten Sie Ihren Arzt über allfällige Hüftgelenkbeschwerden unterrichten.

Hyperaktivität

Oft hält man Kinder für hyperaktiv, auch wenn sie gesundheitlich völlig in Ordnung sind. Sie sind einfach zur «falschen Zeit» aktiv oder ständig so aktiv, daß sie den Erwachsenen auf die Nerven gehen.
Der traditionelle östliche Weg, mit diesen hyperaktiven Kindern umzugehen, umfaßt:

1. Die tägliche vollständige Shiatsu-Massage in einer ruhigen Umgebung – bei sanftem Licht, mit ruhiger Stimme und leiser Musik (oder in völliger Stille).
2. Die tägliche Anwendung der *Kitzel-Behandlung (aber nur, wenn das Kind sie liebt), die auf Seite 155 dargestellt ist und die eine gute Entwicklung des autonomen Nervensystems ebenso wie ein gesundes Abreagieren von Energie fördert.
3. Soviel Spiel im Freien wie möglich, um dem Kind Freude an aktiver Bewegung und eine konstruktive Nutzung seiner Energie zu ermöglichen.
4. Eine Ernährung ohne künstliche Zusätze und mit wenig stimulierenden Stoffen – wie Schokolade, Erdnüssen, starken Gewürzen und raffiniertem Zucker –, mit wenig tierischem Eiweiß, dafür aber mit Speisen, die aus Körnern, Bohnen und eiweißhaltigem Gemüse bestehen.

Krämpfe und Epilepsie

Rufen Sie Ihren Arzt, wenn das Kind irgendeinen Anfall bekommt. Geben Sie folgende Erste Hilfen:

1. Legen Sie Ihr Kind an einem ruhigen, kühlen, geräumigen Ort auf die Seite, und lockern Sie jedes beengende Kleidungsstück.

2. Schieben Sie irgend etwas, das nicht verschluckt werden kann, zwischen seine Zähne, z. B. ein gefaltetes Taschentuch oder eine Serviette, damit es sich nicht verletzen oder in die Zunge beißen kann. Aber zwingen Sie es nicht, seinen Kiefer zu öffnen. Warten Sie, bis es ihn von alleine öffnet. Sie können das Lockern des Kiefers unterstützen, indem Sie fest in die Mitte seines Halses drücken (Blase Nr. 10) und kräftig in seine Achillessehne kneifen (an der Rückseite des Fußgelenks). Achten Sie auf Ihre Finger, wenn Sie etwas zwischen seine Zähne schieben.

3. Kühlen Sie Ihre Hände ab, indem Sie sie mehrere Sekunden lang in kaltes Wasser halten. Legen Sie eine Hand an den Nacken Ihres Kindes, und drücken Sie sie dort sanft zusammen, während Sie Ihre andere Hand auf seine Stirn legen und seinen Kopf leicht zurückziehen. Setzen Sie das etwa drei Minuten lang fort oder so lange, bis Ihr Kind wieder das Bewußtsein erlangt hat.

4. Eine andere Möglichkeit, Ihr Kind wieder zu Bewußtsein zu bringen, ist, gemäß östlicher Praxis, zwei Fingerspitzen ein bis zwei Minuten fest auf seine Oberlippe direkt unterhalb der Nase zu drücken (Lenkergefäß Nr. 26).

Um Krämpfen und epileptischen Anfällen vorzubeugen, treffen Sie alle folgenden Maßnahmen, die der traditionellen östlichen Praxis entsprechen:

1. Verhindern Sie hohes Fieber über 40°.
2. Verhindern Sie Verstopfungen.

3. Achten Sie während der täglichen Shiatsu-Massage auf jeden deutlichen Temperaturunterschied zwischen den oberen und den unteren Körperteilen oder zwischen beiden Körperseiten. Nach östlichem Denken zeigt jede deutliche Unausgeglichenheit in der Verteilung der Körperwärme eine Tendenz zu epileptischen Anfällen an. Die *Kitzel-Übung auf Seite 155 verhilft zu einer gleichförmigen beiderseitigen Wärmeverteilung. Massieren Sie außerdem die Körperregion, die zu geringerer Körperwärme neigt, ausgiebiger.
4. Wenn eine Tendenz zu Krämpfen und epileptischen Anfällen besteht, sollte nach östlicher Ansicht die Aufnahme von Nahrungsmitteln, die zu *yang* (Fleisch und Eier) und zu *yin* (Zucker und Milchprodukte) sind, niedrig gehalten werden. Die Ernährung sollte dann hauptsächlich aus Produkten bestehen, die zwischen diesen beiden Extremen liegen: Fisch, Gemüse und Früchte, besonders Körner und Bohnen. Vermeiden Sie auch zu heiße oder zu kalte Speisen oder stark gewürzte und saure Produkte. Wenn jedoch der untere Teil des Körpers eines Kindes kälter ist als der obere, wird empfohlen, frisch geriebenen Ingwer ins Essen zu geben.

Kreislaufschwäche

Die beiden folgenden Verfahren helfen gegen einen schwachen Kreislauf bzw. beugen ihm vor. Wenden Sie sie bei kaltem Wetter an oder wenn Ihr Kind häufig kalte Hände oder Füße bekommt oder wenn es wirklich ein Kreislaufproblem hat.
Lesen Sie auch die Seiten *68, *105 und *107 über Routinebehandlungen, die zu einem gesunden Kreislauf beitragen.

*Während Ihr Kind
auf dem Rücken mit
den Füßen zu Ihnen
liegt, umfassen Sie ei-
nes seiner Fußgelenke
und strecken sein Bein
gerade. Legen Sie Ihre
andere Hand um das
obere Ende des Schen-
kels, und lassen Sie Ih-
re geschlossene Hand
langsam bis zum Fuß-
gelenk hinabgleiten,
wobei Sie während des
Gleitens das Bein sanft
pressen. Machen Sie
das dreimal, dann . . .

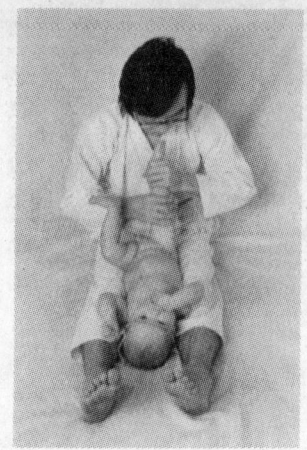

wiederholen Sie das-
selbe mit Daumen und
Zeigefinger – Ihr Dau-
men fährt die Rücksei-
te des Beins (Blasen-
Meridian) entlang, Ihr
Zeigefinger die Vor-
derseite. Wiederholen
Sie das ganze Prozede-
re am anderen Bein.

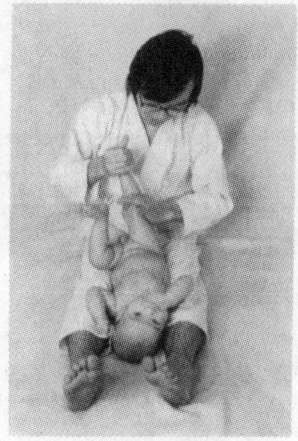

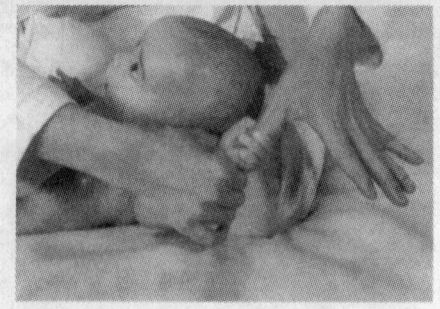

*Ihr Kind liegt auf dem Rücken, der Kopf ist Ihnen zugewandt. Lassen Sie es Ihren Daumen greifen, und strecken Sie seinen Arm gerade. Umgreifen Sie mit der andern Hand seinen Arm am Handgelenk, und lassen Sie Ihre Hand langsam bis zur Achsel gleiten, wobei Sie sanften Druck ausüben. Machen Sie das dreimal; dann . . .

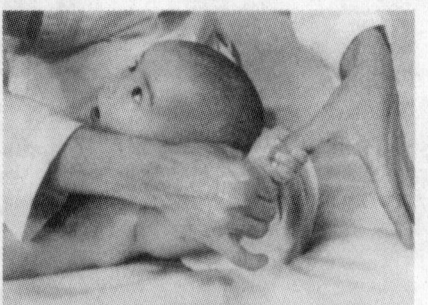

wiederholen Sie dasselbe mit Daumen und Zeigefinger – Ihr Daumen fährt die Innenseite des Arms entlang (Herzbeutel-Meridian), Ihr Zeigefinger um die Außenseite. Wiederholen Sie das Ganze am anderen Arm.

Laufenlernen (Probleme)

Ob ein normales, gesundes Kind früh oder spät laufen lernt, hängt ganz von seiner Entwicklung ab. Jemand, der nicht mit der Geschichte des betreffenden Kindes vertraut ist, kann also nicht sagen, ob es früh, spät oder dazwischen laufen lernte. Es hat deshalb keinen Zweck, Ihr Kind zu drängen. Wenn es mit achtzehn Monaten noch nicht läuft, ziehen Sie einen Arzt zu Rate. Zur Sicherheit wenden Sie jedoch regelmäßig, mindestens zweimal wöchentlich, die diagnostische Behandlung für Hüftgelenkprobleme an (Seite 96). Überprüfen Sie auch regelmäßig mögliche Wirbelsäulenschäden (Seiten 87–91).

Wenn Ihr Kind ein Jahr alt ist und noch nicht läuft, bauen Sie die *Kitzel-Routine (Seite 155) in Ihr tägliches Massage- und Übungsprogramm ein – vorausgesetzt, es hat Spaß daran –, selbst wenn es keine Probleme der Wirbelsäule und des Knochenbaus erkennen läßt. Diese Routinebehandlung hilft dem Kind, die für das Laufen erforderliche Koordination und körperliche Kraft zu erreichen.

Wenn Kinder laufen lernen, gehen Sie manchmal auf Zehenspitzen. Das ist an sich noch kein Grund zur Beunruhigung. Wenn es aber dabei bleibt und besonders dann, wenn Ihr Kind *immer* so geht, diskutieren Sie es mit Ihrem Arzt. Vielleicht sind dann die Achillessehnen zu straff. Um die Achillessehne zu dehnen, benutzen Sie die Fuß-Behandlung (Seiten 53–56) und *schwingen Sie Ihr Kind, indem Sie es an den Fußgelenken halten (Seite 121). Außerdem können Sie, während es auf dem Rücken liegt, seine beiden Knie umgreifen, wobei Sie in jeder Hand ein Knie halten, und sie mehrere Minuten lang nach oben gegen seine Brust, dann nach außen im Kreis drehen.

Laut östlicher Diagnose sind zu straffe Achillessehnen (und bestimmte Muskelbeschwerden) oft auf Leberschäden zurückzuführen; diese wiederum können durch Medikamenteneinnahme und schlechte Ernäh-

rung während der Schwangerschaft bedingt sein.
Geben Sie deshalb dem Leber-Meridian (Seite 30)
und dem Blasen-Meridian (Seite 25) eine zusätzliche
Shiatsu-Massage.

Leistenbruch

Konsultieren Sie Ihren Arzt, wenn bei Ihrem Kind
Verdacht auf Hernie besteht.
Manchmal können Sie als Eltern dafür sorgen, daß
sich eine schwache Stelle im Unterleibsbereich nicht
zu einem wirklichen Bruch entwickelt, indem Sie eine Hand oder einen Finger immer dann auf die Stelle
legen, wenn das Kind weint. Drücken Sie sie so fest,
daß es zu keiner Ausbuchtung kommen kann. Dies
schützt die Schwachstelle und kann dazu führen, daß
sie mit der Zeit von selbst heilt.
Die regelmäßige Massage der Leistengegend (Seite 155 wirkt vorbeugend und lindernd bei einer
Schwäche in diesem Bereich. Eine vollständige tägliche Shiatsu-Massage, die den ganzen Körper kräftigt,
ist jedoch wirksamer als die Behandlung einer einzelnen Stelle.

Nächtliches Weinen

Wenn das nächtliche Füttern eingestellt worden ist,
wachen gesunde und normal entwickelte Säuglinge
nachts oft auf und weinen. Dann sollten Eltern immer nach dem Kind sehen und es beruhigen. Diese
Beruhigung und Bestätigung, daß Sie da sind, ist we-
sentlich für eine gesunde emotionale Entwicklung
des Kindes. Nach dem Kind zu schauen ist außerdem
die einzige Möglichkeit, sich zu vergewissern, daß
beim Kind wirklich alles in Ordnung ist.
Anstatt aber das Kind hochzunehmen, um es zu beruhigen, wenden Sie lieber die Techniken der Kopf-

und Hara-Massage an, die unter dem Stichwort «Reizbarkeit» vorgestellt wurden. Oder Sie benutzen beide gut angewärmten Hände, um das ganze Hara mehrere Minuten lang im Uhrzeigersinn zu massieren.

Wenn Kinder beruhigt werden, ohne daß man sie hochnimmt, schlafen Sie schneller wieder ein und weinen nachts weniger. Auch die tägliche Routinemassage verhilft ihnen zu einem störungsfreien Nachtschlaf.

Wenn ein Kind besonders stark zu nächtlichem Weinen neigt, versuchen Sie vor dem Zubettgehen eine *«Falten-und-Rollen»-Behandlung   (Seiten 68–70) den Blasen-Meridian abwärts.

Siehe auch: Schlafprobleme.

Nasenverstopfung

Wenn Ihr Kind eine verstopfte Nase hat, wenden Sie die folgende Methode an, ehe Sie zu Nasentropfen greifen.

Dieses Verfahren hilft übrigens auch bei Erwachsenen.

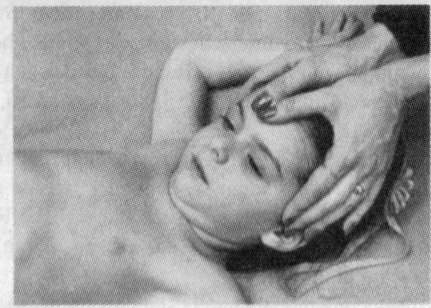

Ihr Kind liegt auf dem Rücken. Legen Sie Ihre Daumen nebeneinander auf seine Stirnmitte. Lassen . . .

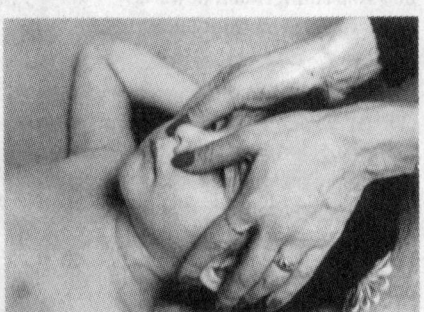

Sie die Daumen zu beiden Seiten der Nase langsam abwärts gleiten, dann . . .

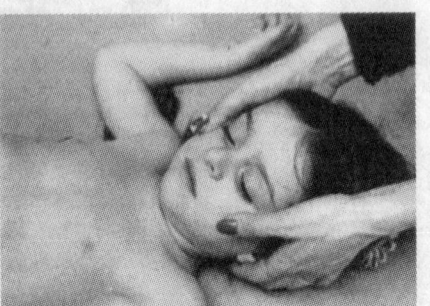

nach außen über die Wangenknochen bis zu den Ohren. Machen Sie dies dreimal oder öfter, und wiederholen Sie diese Behandlung so oft, wie es notwendig ist.

Ohnmachtsanfall

Um Ihr Kind nach einem Ohnmachtsanfall wieder zu Bewußtsein zu bringen, benutzen Sie die Behandlung Nr. 4 bei den Erste-Hilfe-Maßnahmen gegen Krämpfe (Seite 141).

Reizbarkeit

Verwenden Sie folgende zwei Methoden, um ein übermüdetes, weinendes oder quengeliges Kind zu beruhigen. Es handelt sich um traditionelle Shiatsu-Routinen, die bei Erwachsenen gegen Kopfschmerzen angewendet werden.

Ihr Kind ist in der Rückenlage. Legen Sie beide Hände nebeneinander so auf seinen Kopf, daß Ihre Finger seine Stirn bedecken. Lassen Sie Ihre Finger langsam seitwärts über seine Schläfen und hinab zu den Ohrspitzen gleiten. Machen Sie das dreimal. Dann . . .

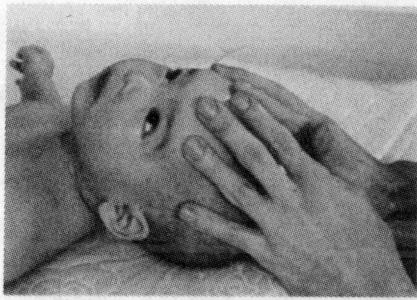

benützen Sie Ihre Daumen für dieselbe Streichbewegung, ebenfalls dreimal. Schließlich . . .

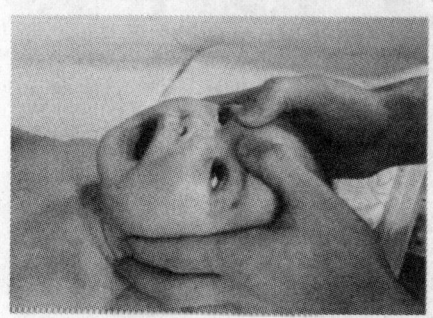

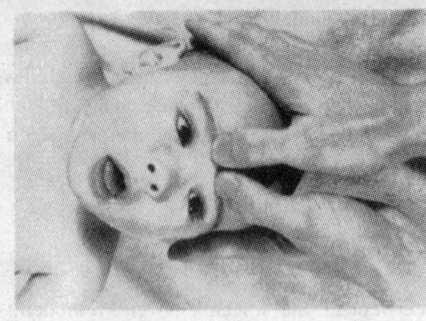

massieren Sie einige Minuten lang seine Stirn mit Ihren Daumen, während Ihre Handflächen und Finger den Kopf wie hier gezeigt halten.

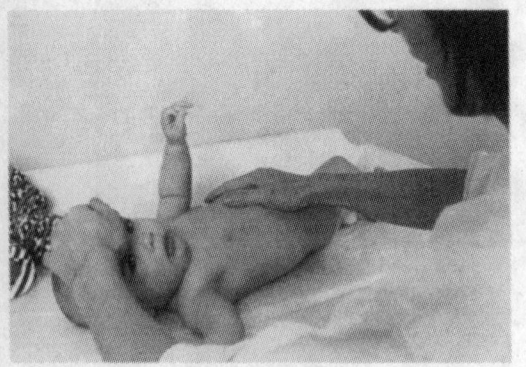

Wärmen Sie Ihre Hände an. Ihr Kind liegt auf dem Rücken. Legen Sie eine Hand auf seine Stirn, und lassen Sie sie sanft vibrieren, während Sie mit der anderen Hand im Uhrzeigersinn mehrere Minuten lang das Hara reiben.

Schlafprobleme

Es kommt vor, daß unsere Kinder am Abend nicht
einschlafen oder auch tagsüber kein Nickerchen machen wollen, obwohl wir das gerne hätten. Hier zeige
ich eine traditionelle östliche Methode, die Ihr Baby
in solchen Fällen ziemlich sicher einschlafen läßt.
(Leider funktioniert das nicht, wenn es nicht wirklich
müde ist.)
Siehe auch: Nächtliches Weinen.

Ihr Kind liegt auf dem
Rücken. Drücken Sie
sachte den Nasensattel
zwischen Ihrem Dau-
men und Zeigefinger,
während Sie mit der
anderen Hand sein
Hara mehrere Minu-
ten lang im Uhrzeiger-
sinn reiben.

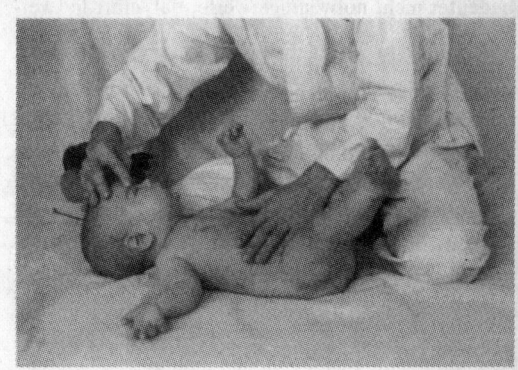

Schluckauf

Wenden Sie die Behandlung zur Erweiterung des Brustkorbs (Seite 136) an, um diese Beschwerde zu lindern.

Verstopfung

Das Ausbleiben von Darmbewegungen an einem Tag bedeutet nicht notwendigerweise, daß ein Kind verstopft ist. Das einzige zuverlässige Symptom für Verstopfung ist harter Stuhl, verbunden mit der Schwierigkeit, den Darminhalt zu bewegen.

Nach östlicher Ansicht leiden Säuglinge, die gestillt werden, kaum unter Verstopfung. Wenn sie doch vorkommt, sollte die Mutter vermehrt frisches Obst und Gemüse und Vollkornkost essen. Verstopfung bei einem Flaschenkind deutet darauf hin, daß die Zusammensetzung der Säuglingsnahrung verändert werden sollte oder daß das Kind überfüttert wird – und das sollte mit dem Kinderarzt besprochen werden.

In allen Lebensaltern ist die beste Behandlung gegen Verstopfung die tägliche Shiatsu-Massage. Auch Übungen sind wichtig. Wenn ein Kind zu krabbeln und zu laufen beginnt, sollte man ihm diese Aktivitäten unbedingt ermöglichen. Lassen Sie Ihr Kind nicht länger als absolut notwendig in seinem Wagen oder Laufstall. Wenden sie zusätzlich folgende traditionelle Shiatsu-Behandlungen an:

1. Während Ihr Kind auf dem Rücken liegt, umgreifen Sie eines seiner Beine am Fußgelenk und strecken es aufwärts gegen seinen Kopf. Dann fahren Sie mit den Fingern Ihrer anderen Hand an der Rückseite des Beins vom Gesäß bis hinunter zum Fußgelenk, und zwar etwa fünfmal (Blasen-Meridian). Wiederholen Sie das am anderen Bein.

2. Legen Sie Daumen und Zeigefinger einer Hand auf beide Seiten der Wirbelsäule, einen Wirbel oberhalb des Kreuzbeins (Blase Nr. 25), und führen Sie auf dieser Stelle etwa zwei Minuten lang eine vibrierende Bewegung aus, wobei Sie leichten Druck ausüben. (Dieser Tsubo des Blasen-Meridians ist ein mit dem Dickdarm-Meridian verbundener Punkt.)

3. Legen Sie Daumen und Zeigefinger einer Hand je neben den Bauchnabel Ihres Kindes, etwa 2,5 cm vom Nabel nach rechts und links entfernt (Magen Nr. 25), und lassen Sie beide wie zuvor ungefähr zwei Minuten lang vibrieren. Dann bedecken Sie diese Zone mit einer Hand – sie sollte angewärmt sein – und massieren sie sanft mit dem Ausatmen Ihres Kindes, wobei Sie Druck in Richtung Schritt ausüben, also nicht direkt senkrecht nach unten pressen. Setzen Sie das etwa zwei Minuten so fort, und drücken Sie nur, wenn Ihr Kind ausatmet. Schließlich spreizen Sie die Beine des Kindes; während Sie mit einer Hand ein Fußgelenk ergreifen und das Bein strecken, massieren Sie mit der anderen die Leistengegend etwa zwei Minuten lang. Wiederholen Sie das Ganze an der anderen Seite.

4. Legen Sie eine Hand über den Nabel, und massieren Sie diesen Bereich sehr sanft etwa zehnmal im Uhrzeigersinn, ohne Ihre Hand vom Nabel wegzunehmen. Pausieren Sie fünf Minuten, dann wiederholen Sie das Ganze.

5. Regen Sie den Mastdarm an, indem Sie ihn mit Ihrem kleinen, in Öl getauchten Finger oder mit einer kegelförmig gerollten, in Öl getauchten Papierserviette massieren.

Wirbelsäulenverkrümmung

Kleinere Verkrümmungen der Wirbelsäule sind bei Säuglingen und kleineren Kindern häufiger, als man allgemein glaubt. Normalerweise verschwinden sie mit der Zeit, besonders mit Hilfe von Shiatsu-Massagen und Übungen. Natürlich sollten Sie, wenn der Verdacht auf einen solchen Schaden besteht, mit Ihrem Kinderarzt darüber sprechen. Versuchen Sie folgende Maßnahmen:

1. Beachten Sie bei einem Flaschenkind, daß Sie die Flasche bei jeder Fütterung nicht immer in derselben Hand halten. Wechseln Sie die Hand ab, damit sich die Lage Ihres Babys regelmäßig ändert; dies gilt auch für Kinder, die gestillt werden.
2. Stellen Sie ab und zu das Kinderbett um, damit Ihr Kind beide Körperseiten gleichmäßig belastet. Welche Seite Kinder bevorzugen, hängt davon ab, auf welcher Seite sich die Wand befindet.
3. Benutzen Sie eine feste Matratze in der Krippe, dem Wagen oder dem Bett des Kindes.
4. Ermuntern Sie Ihr Kind, barfuß auf unebenem Boden, z. B. auf einem Kieselstrand, zu gehen; dies kommt einer geraden Ausrichtung der Wirbelsäule zugute.
5. Wenden Sie zur Behandlung (und zum Vorbeugen) kleinerer Wirbelsäulenschäden die Verfahren an, die auf den Seiten 71–72, 87–88, 90–91, 96, *121 und 126–127 erklärt werden.
6. Die im folgenden gezeigte *Kitzel-Behandlung ist besonders dienlich, um geringfügige Wirbelsäulenprobleme zu lösen. Sie ermuntert Kinder, ihr eigenes intuitives Wissen zu benutzen, um kleinere Verkrümmungen auszugleichen.
   Achtung: Kitzeln Sie Ihr Kind nicht, wenn es das nicht mag.

*Sitzen Sie im japanischen Stil auf Ihren Beinen, während Ihr Kind vor Ihnen auf dem Rücken liegt, und halten Sie seinen Kopf zwischen Ihren Knien fest. Benutzen Sie beide Hände, um es an beiden Körperseiten die Rippenenden entlang zu kitzeln. Wenn es lacht und sich windet, wird es instinktiv seine Gliedmaßen und den Rumpf in einer Weise bewegen, die zu einer Korrektur von jeglicher Verkrümmung der Wirbelsäule führen wird.

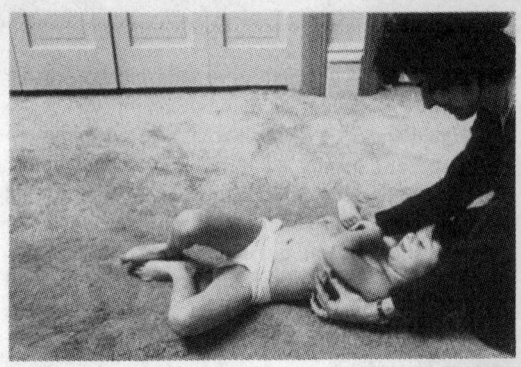

Ihr Kind liegt rücklings auf dem Boden oder auf dem Wickeltisch. Halten Sie eines seiner Knie nach außen, so daß die Haut in der Leistengegend «entfaltet» wird. Massieren Sie diesen Bereich sanft einige Minuten lang mit den Fingern und mit Öl. Wiederholen Sie dasselbe auf der anderen Seite.

Wundsein

Die auf Seite 109 gezeigte *Behandlung lindert diese Beschwerden und beugt ihnen vor. Benutzen Sie sie in Verbindung mit dem folgenden Verfahren:

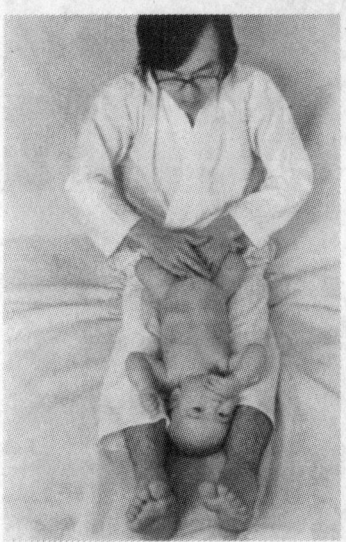

Zahnprobleme

Das Beißen auf harte Gegenstände hilft gegen die Schmerzen, wenn ein Zahn durchkommt, und es beschleunigt diesen Prozeß. Man sollte Kleinkindern etwas geben, worauf sie gefahrlos kauen können, wenn sie zahnen. In Japan benutzte man als Zahnring einen getrockneten Tintenfischring, der an einem Faden befestigt war und um den Hals des Kindes hing. Da mir die Idee eines Kaugegenstandes, der gut schmeckt, sympathisch war, gab ich meinem Sohn, als er Zähne bekam, Ringe aus geröstetem getrocknetem Tintenfisch.

Hier zwei Shiatsu-Mittel gegen Schwierigkeiten beim Zahnen:

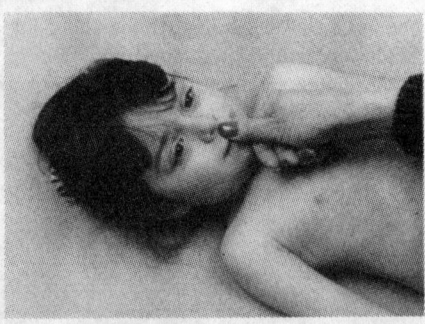

Ihr Kind liegt auf dem Rücken. Legen Sie einen Daumen auf die Mitte seiner Oberlippe direkt unter der Nase (Lenkergefäß Nr. 26), und üben Sie leichten Druck aus, wobei Sie Ihren Daumen ein bis zwei Minuten rütteln. Dann...

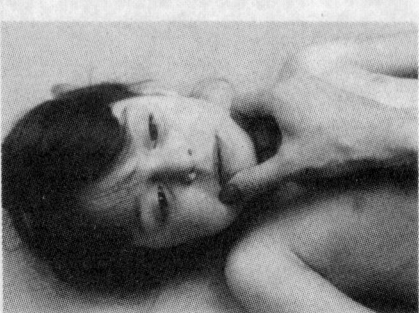

bewegen Sie Ihren Daumen mit derselben Rüttelbewegung um den ganzen Mund herum über die Zahnfleischlinie. Machen Sie das Ganze dreimal.

Legen Sie drei Finger auf jede Seite der Kinnladen Ihres Kindes gleich neben die Ohren, und massieren Sie die Kinnladen, indem Sie Ihre Finger mehrere Minuten lang hin- und herbewegen.

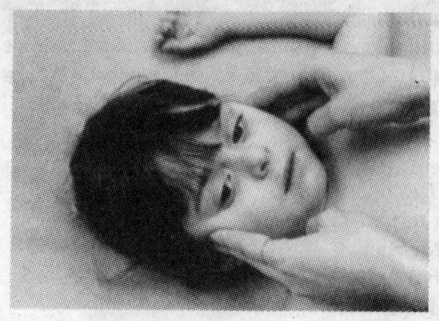

Sie können das Zahnfleisch auch direkt mit Ihren Fingern massieren; passen Sie auf, daß Sie dabei nicht gebissen werden.

Weitere Informationen zum Thema dieses Buches, über Ausbildungskurse in Shiatsu und über Seminare mit Wataru Ohashi können Sie bei folgenden Adressen direkt anfordern:

In der BRD:
Ohashi Institut München
Klaus Metzner
Freiligrathstr. 32
D–8 München 40
Telefon 0 89/35 39 08

In der Schweiz:
Ohashi Institut Schweiz
Ausstellungsstrasse 102
CH–8005 Zürich
Telefon 01/2 71 85 80

In den USA:
Ohashi Institut
12 W 27
New York, N. Y. 10001
USA
Telefon 2 12/684 41 90

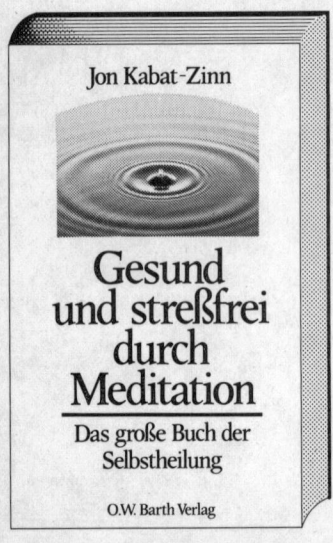
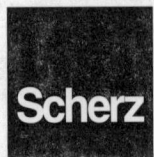